오늘 또 쓰러졌습니다

오늘 또 쓰러졌습니다

초판 1쇄 발행 2021년 11월 11일
　　2쇄 발행 2024년 11월 11일

지은이 염유림
펴낸이 장현수
펴낸곳 메이킹북스
출판등록 제 2019-000010호

디자인 이설, 조인경
편집 이설
교정 안지은
마케팅 김소형

주소 서울특별시 구로구 경인로 661, 핀포인트타워 912-914호
전화 02-2135-5086
팩스 02-2135-5087
이메일 making_books@naver.com
홈페이지 www.makingbooks.co.kr

ISBN 979-11-6791-040-0(03510)
값 14,800원

ⓒ 염유림 2021 Printed in Korea

잘못된 책은 구입하신 곳에서 바꾸어 드립니다.
이 책의 전부 또는 일부 내용을 재사용하려면 사전에 저작권자와 펴낸곳의 동의를 받아야 합니다.

메이킹북스는 저자님의 소중한 투고 원고를 기다립니다.
출간에 대한 관심이 있으신 분은 making_books@naver.com로 보내 주세요.

어느 날 갑자기
어지러움과 실신을
마주한 당신에게

오늘 또 쓰러졌습니다

| 염유림 에세이 |

"나는 당신이 더 이상 쓰러지지 않았으면 좋겠습니다"
환자들과 소통하고 공감하며 배운 것들
14년차 한의사의 작지만 따뜻한 위로

번아웃이
되었던
그 어느 해

    그해 첫 출근을 한 나는 기진맥진해 있었다. 있는 힘을 다 내어 이제 막 장거리 달리기를 마쳤는데, 쉬는 시간도 없이 바로 또 다른 장거리 달리기가 내 의지와 상관없이 자동으로 시작되는 것 같았다. 그러자 내 이성이 미처 심사숙고해 볼 겨를도 없이 내 손은 10년째 계속되는 육아와 일에 지쳐 도와줄 선생님이 필요하다고 하얀 모니터 화면에 호소해가며 구인 공고를 쓰고 있었다. 그렇게 3개월 후에는 내 진료 시간을 줄여줄 동료 원장님이 생겨났고, 점차 내 진료를 줄여 아이들에게 나누어 줄 시간과 진료실에서 벗어날 시간을 얻게 되었다. 비로소 조금 여유가 생겨나자 기가 막히게도, 막연히 갖던 생각을 지금 실행할 때가 왔다는, 누구도 시킨 적 없는 압박감이 밀려오기 시작했다.

'책을 써야 할 것 같아.'

책을 쓰겠다고 수줍게 선언을 해 놓고도 시험을 앞두고 공부하기 싫어 미루고 미루는 아이처럼 두어 달이 지나서야 겨우 시작이 되었다. 여름이었다. 생각보다 고된 작업이었고, 그때그때 평소에 써 두면 훨씬 좋았겠구나 생각하며 꾸역꾸역 스스로 낸 숙제를 해 나가 드디어 그 다음 해 싱그러운 봄, 전투적인 책 분량 400페이지짜리 원고를 들고 출판사에 갔다. 그러자 대표님이 정말정말 조심스레… 에세이로 다시 써보라 하시는 게 아닌가!

'그래, 그렇지. 나도 이런 지루한 책을 누가 읽을까 싶었어.'
숙제를 받아 들고 2주 정도 할까 말까 한바탕 고민을 하다가 이왕 쓰는 거 아무도 안 읽어줄 것 같은 책 말고, 조금이라도 읽어줄 것 같은 책을 쓰자는 마음으로 다시 노트북 앞어 앉아 타이핑을 시작했다. 기존에 작성했던 원고에서 언급한 치료 사례와 지루한 설명 분량을 대폭 줄이고, 대표님의 조언대로 한의학에 관한 내용이지만 치료 과정에서 내가 가졌던 나의 생각, 나의 감정, 병이 아닌 사람을 드러내어 다시 써보니 글은 꽤나 생성해졌고, 나 또한 더 재미있게 써 내려갈 수 있었다. 정말 감사한 조언이었다. 이렇게 고군분투한 내 시간들이 누군가에게는 절실했던 건강상의 도움이 되고, 호기심을 가진 누군가에게는 한의학을 조금 엿보고, 그 호기심이 충족될 수 있는 기회가 되었으면 좋겠다.

오랜 시간 묵묵히 같이 일해주는 직원분들과 동료 원장님들께 항상 고맙다. 자주 표현을 못 해서 미안하지만, 늘 고맙다. 덕분에 내가 일을 하고 있다. 또 한의학을 알게 해주신 아버지께 감사드린다. 아버지로 인해 걷게 된 길이지만 운 좋게도 나는 이 일을 좋아하고 있다. 희로애락 가득한 삶을 같이 살아가고 있는 가족들에게 고맙고, 마지막으로 나를 믿고 아픈 몸을 맡겨준 모든 환자분들께 마음으로 감사드린다.

2021년 늦여름
염유림

목차

[프롤로그]
번아웃이 되었던 그 어느 해   4

1장. 실신 치료와의 인연은 이렇게

처음, 시작   14
서울 동쪽 끝의 허름한 내 한의원에 찾아왔던 첫 환자   18
멀리서 찾아온 초등학생   29
서로 다른 인생길   40
액션 영화   46
사람의 에너지   49

2장. 다양한 사람들, 다양한 실신들

이사	54
실신 후에는 1주일씩 누워 있어야 해요	58
잘 지내고 계셔요?	66
피를 보고 쓰러지는 간호학과 학생	71
결혼 8년 만의 임신	81
원장님! 실명 써도 됩니다!	89
벌써 3번째 뇌출혈	96
까만 연기가 배 속으로 들어가는 것 같아요	107
까마귀 나라의 백로처럼, 오리들 사이의 백조처럼	114
수년간 간단한 외출조차 힘들었어요	124
엄마, 라는 건	132
기립성 빈맥 증후군	143
군대	150

3장. 불안장애와 실신은 동전의 양면

머털 도사 같아	158
선생님이 되기까지	165
정말 불안 장애	173
몸과 마음의 관계	181
꿈 1	194
꿈 2	201
한 달의 의미	207
고수 할매	212

4장. 좀 더 알아두면 좋은 정보들

[실신에 관련된 검사]	218
[한의학적 치료법]	222
[셀프 체크]	224
[미주신경성 실신의 다양한 양상과 FAQ]	228
[생활의 교정]	238
[비슷해 보이지만 다른 질환]	251

[에필로그] 지푸라기   256

오늘 또 쓰러졌습니다

1장.

인연은 이렇게
실신 치료와의

처음, 시작

"유림아! 나 얼마 전에 지하철에서 어지러워서 쓰러졌었어! 내과 갔더니 미주신경성 실신이라고 하더라구."

어느 날, 고등학교 시절 친구가 내 한의원에서 와서 최근 몸 상태를 설명해주며 소식을 전한다. '미주신경성 실신?' 당시에 나는 강동구의 한가로운 동네에 개원해 있었는데, 어느 동네에도 다 있을 법한 평범한 한의원에 실신 환자는 오지 않으니, 나한테 익숙한 병명은 아니었다.

지혜는 사뭇 일찍 결혼하여 30 초반에 이미 첫째 딸이 좀 커 있었고, 둘째가 예기치 않게(?) 생겨서 출산을 한 지 얼마 안 되어 이제 막 출산 휴가를 마치고 복직을 한 터였다. 한눈에도 아직 출산 후 부기가 다 안 빠진 듯한 푸석한 얼굴에 힘든 기운이 역력한 지혜는 다시 복직을 하는 것이 얼마나 심적으로 부담이었는지, 체력적으로 힘들었는지를 토로하고 있었다. 그런데 출근길에 쓰러지기까지 하다니! 몸에 뭔가를 해주어야겠다 생각하고 나를 떠올린 것이다.

　오랜 친구였던 지혜는 내가 한의대를 졸업하고 얼마 안 되어 곧 개원을 하고 서울의 동쪽에 자리 잡자 가끔 보약을 먹기도 하고, 배탈이 나거나 감기에 걸리는 등 자잘한 증상이 있을 때마다 치료하러 종종 내 한의원에 오고 있었다. 그래서 지혜의 체질과 몸 상태는 잘 파악되어 있었고, 나는 내게 생소한 그 병명은 머릿속 한편으로 밀어두고, 지금 그녀가 갖고 있는 증상들에 맞추어 한약을 처방해주었다.

　얼마 후 다시 연락을 하게 되었을 때, 안부를 물었다.
　"그래서 몸 상태는 좀 어때? 괜찮아?"
　"응! 그때 쓰러지고 나서 속도 계속 메슥거리고 좀 어지러웠었는데 한약 먹으면서 좋아져서 지금은 다 컨디션이 좋아!"
　'…!'
　'미주신경성 실신이라는 것이 그저 한의학의 기본 원리에 충실하게 처방을 하면 좋아지는 것 같네?!'
　그렇게 내 관심은 시작되었다. 처음은 그렇게, 가벼운 느낌표 하나로.

어지럼증과 미주신경성 실신

어지러움은 몇 가지 원인에 의해서 생겨납니다. 어지럼증은 흔하게 '이석증'이라고 말하는 귓속에 균형 감각을 담당하는 전정 기관의 이상이 있고, 자율신경 조절 실조에 의한 순간적인 뇌혈류 감소, 순간적인 저혈압에 의해서 생겨나는 어지러움이 있습니다. 드물게는 뇌졸중(중풍) 같은 뇌혈관 질환에 의해서 대뇌, 소뇌, 뇌간 등에 이상이 생겨 자세 불균형, 어지럼증이 생기기도 합니다.

제가 이 책에서 주로 다룰 어지럼증은 '실신성 어지럼'으로 이석증이나 메니에르씨 증후군처럼 귓속의 전정 기관 문제가 아닌, 순간적인 교감 신경, 부교감 신경 불균형에 의해서 유발되는 어지럼증입니다. 오래 서 있는 상황이나, 사람 많은 지하철, 버스, 백화점, 혹은 긴장, 피로 상황에서 순간적으로 부교감 신경이 활성화되면서 심장 박동이 느려지면 머리 쪽 혈액 공급량이 줄어들면서 어지러움, 메슥거림이 생기고, 좀 더 심하면 변의감, 복통, 심장 두근거림, 식은땀 등이 동반되면서 쓰러질 것 같은 느낌을 느끼게 됩니다. 실제 실신(의식 소실)으로 이어지기도 하죠. 이러한 실신을 미주신경성 실신이라고 합니다. 실신까지 이어지지 않더라도 순간순간 이렇게 어지럽고, 메슥거리고, 식은땀이 나는 증상만 자주 겪는 분들도 있습니다.

갑자기 일어서거나 자세를 바꿀 때 순간적으로 혈압이 낮아지면서 생겨나는 어지럼인 '기립성 저혈압'과 이로 인한 실신도 매우 유사한 증상을 보이고 한의학적으로는 치료 원리가 비슷합니다. 또, 갑자기 어지럽고, 쓰러질 듯한 느낌은 조금 다르게는 불안 장애, 공황 발작에 의해서도 느낄 수 있습니다. 실제 3차 병원에서 미주신경성 실신 진단을 받고 내원하시는 분들 중에는 불안 성향이 많이 보여 불안 양상을 치료하게 되는 경우도 많습니다. 그래서 실질적으로 기립성 현훈, 기립성 저혈압, 미주신경성 실신, 불안 장애에 관한 내용이 많고, 미주신경성 실신을 주로 치료하면서 만나게 되는 뇌전증, 기립성 빈맥 증후군, 척추 뇌저 동맥 증후군, 자발성 두개내 저압증 등에 관한 언급도 있습니다.

서울 동쪽 끝의 허름한
내 한의원에 찾아왔던 첫 환자

이 이야기의 시작은 벌써 8년 전이어서, 그때만 해도 '미주신경성 실신'에 대한 실질적인 정보도 적었고, 이 증상을 치료하겠다고 하는 병원도 거의 없었던 것 같다. 미주신경성 실신에 관한 치료 경험을 블로그에 무심히 올려 두었더니, 어느 날 정말 증상이 심한 환자가 찾아왔다. 이 환자가 친구 이후의 첫 실신 환자는 아니었던 것 같은데, '첫 어려운 환자'였던가 보다. 지금까지도 그때의 느낌이 생생하다.

키 크고 날씬한 30대 후반의 여자 환자분이라고 기억은 되는데, 내 인상착의에 대한 기억은 도무지 믿을 만하지 못하니 어디까지나 내 기억이라고만 해 두자. 파리하고 어두운 얼굴빛이 가득한 채 아버지와 같이 오셨다.

이분은 내 친구 '지혜' 이후로 상당히 초창기에 만난 '미주신경성 실신' 환자분이었는데, 환자의 증상이 심한 데 비해 내 경험이 적다고 주저하기엔 젊은 날의 내 열의가 훨씬 더 컸었다. 어떻게든 치료해보 겠다는, 깊숙한 어디에선가 솟아나는 내 의욕과 그 어디에서도 고칠 수 있다는 얘기를 듣지 못했던 환자분의 절실함이 만나 치료가 시작되 었다. 지금 다시 생각해봐도, 떨린다. **거참 용감했구만!**

정말 다행이었던 건, 이 환자분의 체질이 '소음인'이었다는 것인데, 지금 돌아보면 이분이 소음인이었던 것은 '초심자의 행운'이었다고 봐야 할 것 같다. 한의학이라는 조금 큰 범주 안에는 사람마다 체질을 구분해서 동일한 증상이라도 체질마다 다른 한약 처방을 내는 체질 의 학이라는 것이 있는데 초보 한의사일수록 자신의 체질에 대한 이해도 만 높은 경향이 있다. 치질 의학을 공부하는 한의사가 소음인이면 소 음인의 생리, 병리에 대한 이해도가 높고, 소양인이면 아무래도 소양 인의 몸 상태와 한약 처방에 대한 이해도가 높다. 당연히 내 몸이 이 해하기가 훨씬 쉽기 마련이다. 난 소음인 여자 한의사라 소음인에 대 한 이해도가 그나마 가장 좋았던 시절인데, 다행스럽게도 이 증상 심 한 여자분의 체질이 소음인이었던 것이다.

우리 여자들은, 대략 30대 초반 즈음 결혼하여 아기를 낳고, 이후 로 수년간 육아를 하느라 정신없이, 전쟁같이 지내는 시기가 있는데, 그 시기가 지나 아기가 어느 즈음 크고 나서 좀 살 만해지면, 어느덧 내 몸이 예전 같지 않다는 느낌이 들기 시작한다. 영원히 팔팔할 것 같던 내 몸은 이제는 예전처럼 가볍지 않고, 너무나도 실망스럽게도 아직도 30대이건만 무릎이 아파오고, 얼굴은 어느덧 나이 들어 '애기 엄마!'가 아닌 '학부모' 같은 느낌을 내고 있다는 것을 깨닫는 시기가 온다. 나이가 든다는 건 이런 것이구나 처음 느끼며 나 또한 예외일 수 없다는 무력함에 점점 익숙해져야 하는 바로 그 시기가 30대 후반부터 슬슬 시작된다.

이분도 그랬을 것 같다. 이렇게 아프기 전에는 정말 에너제틱했고, 운동도 정말 좋아했었다고 안타까움을 절절하게 전한다. '난 원래 이렇지 않았어요. 이건 내가 아니야, 이게 도대체 무슨 일인가요?!' 이런 분위기가 전해온다. 건강하고 에너지가 많았던 분들일수록 이런 실망감, 절망감이 깊을 수밖에 없다. 하지만 지금은 아이를 집 근처 어린이집에 등원시키고 돌아오는 짧은 길에도 어지럽고 메슥거리고 쓰러질 듯한 실신 증상이 빈발하고, 가까운 동네 카페에 앉아 친구들과 대화를 하는 와중에도 어지럼증과 실신감이 나타나 앉아 있기조차 힘들어하고 있었다. 그야말로 별것 아닌 일상조차 흔들리고 있었다.

그간의 이야기를 들어보면, 12년 전 실신을 한 번 겪었으나 이후로 계속 괜찮다가 5년 전 출산을 했었고, 2년 전 두 번째 실신을 겪었는데, 이 두 번째 실신 이후로 점차 더 증상이 심해지고 잦아져 최근에는 거의 매일 어지럽고 쓰러질 듯한 증상에 시달리고 있었다. 예전에는 속이 답답하고 메스껍고 화장실에 가고 싶은 증상이 나타나고 나서 실신으로 이어졌지만, 요즘에는 복통이나 꼬르륵 소리만 난 후 바로 실신 증상이 생겨난다고 한다. 그리고 실신 후 의식이 돌아오고 나면 변의감이 생겨 화장실을 꼭 가야만 한다. 평소에도 원래 설사를 자주 하고, 소화 기능이 전반적으로 약한 상태였다.

'위장을 포함한 소장, 대장까지 기능이 모두 다운되고 탈이 나 있구나. 소화기관을 정상화시키는 것이 급선무겠다.'

대형 상급 병원에서 미주신경성 실신이라고 진단받았다는 것, 별다르게 치료 방법이 없다고 들었다는 환자의 말을 저 깊숙이 꾹 눌러 두고, 지금 내가 보는 환자의 몸 상태, 지금 한의학이 이 환자에게 할 수 있는 것에 집중하기로 했다. 환자의 '나을 수 있을까요' 눈빛에 '나을 수 있을 것 같아요' 눈빛으로 답하며, 내가 할 수 있는 모든 대처를 하기 위해 초반에는 2~3일 간격으로 자주자주 내원해서 보자며 한약 치료를 시작했다. 한약은 너무 섬세해서, 환자 개개인에 딱~! 맞는 개인 처방을 구성하면 100% 치료 효과를 빠르게 발휘하는데, 잘 안 맞으면 지지부진 잘 낫지 않는다. 혹시라도 그 100점짜리 처방을 내지 못했을 경우 빠르게 대처하기 위해 환자를 자주자주 보고 경과를 면밀히 살피자고 한 것이다. 이렇게 몸이 안 좋고 민감해진 상태에서는 2~3일 분량 한약만 먹어봐도 이 한약이 맞겠구나, 아니겠구나 느낌이 올 때가 많기 때문이다.

 자주 와야 한다는 말을 귀찮아하는 환자들도 있지만, 그만큼 몸이 안 좋고 건강이 절실한 분들은 이런 나의 열의에 상응해주는 경우가 많다. 이분도 그랬다. 여러모로 미숙해 보이는 젊은 여자 원장을 믿은, 혹은 믿을 수밖에 없었던 이분의 마음은 어땠을까? 30대 후반의 딸이 혼자 한의원에 올 수가 없어서 늘 차로 데리고 오던 이 환자의 나이 든 아버지의 마음은 어떠셨을까? 생각해보면 난 당시 첫째 아이의 엄마이기도 했고, 또 벌써 둘째를 배 속에 갖고 있는 곧 두 아이 엄마이기도 한, 나름 서른 중반은 된 수년 차 원장이었음에도… 당시를 생각해보면, '어리고 미숙한'이라는 형용구가 아련하게 떠오른다. 아마도 지금은 그만큼 전보다 많이 성숙하고 노련해졌기 때문이지 않을까. 그래도 처방은 다행히 잘 맞아 들어갔다. 이분은 곧 소화기가 안정되기 시작하였고, 가벼운 보행이나 친구들과의 가벼운 수다 모임이 가능해지기 시작하면서 치료를 한 지 한 달 즈음이 되자 가족들과 교외 나들이도 가능해졌다. 그래도 치료는 이제 막 첫 단계를 넘었을 뿐이었다.

 실신을 자주 겪는 환자들은 어쩔 수 없이 언제 어디서 생겨날지 모르는 실신에 대한 불안과 공포가 생기는 경우가 많은데, 이분도 실신에 대한 두려움이 불안으로 자리 잡고 있었다. 이러한 불안은 이제는 몸이 괜찮고, 더 이상 쓰러지지 않는다는 것이 반복적으로 학습되어야만 해결된다. 연말이라 가족들과 외출도 잦았는데, 별다른 증상이 생겨나지 않자 서서히 안정감이 생겨나기 시작했다. 그래도 여전히 혼자 외출하는 것은 아직 두려움의 대상이었는데, 치료 2달 차가 되어 더 이상 설사나 실신 전조 증상이 없고, 컨디션도 점차 좋아진다고 느껴지자 서서히 혼자 외출할 수 있겠다는 자신감이 생겨났나 보다. 환자는 치료 3달 차에 용기를 내어 혼자 버스를 타보기도 했다. 3정거장이나 잘 다녀왔다고 안도감을 섞어 내게 전한다. 나도 같이 안도한다. 치료 4달 차에는 혼자 30~40분 걷기가 가능해졌고, 5달 차에는 2시간 이상 자전거를 타거나 걷는 것이 가능해졌다.

이즈음 되자 이미 환자분은 몸이 많이 좋아져서 그런지 자주 내원하지도 않고, 한약을 다 먹었을 시기가 되었는데도 연락이 없기도 했지만… 나는 끝까지 이분이 신경 쓰이고 걱정되어 전화를 걸어 챙기고 있었다. 5달 정도의 치료를 하고 나자 환자분이 보아도, 내가 보아도 이제는 괜찮겠다는 안도감이 생겨 치료를 마쳤다. 그렇게 증상이 정말 심했던 미주신경성 실신 환자의 치료가 끝났다. 그런데 실은, 치료가 그렇게 그냥 기약 없이 끝나면 안 되었다.

치료를 마친 지 몇 달이 지난 후, 어느 날 환자에게서 전화가 왔다. "그간 실신은 없었어요." 여름휴가를 가서 음식을 먹고 복통에 시달리기도 했었는데 실신으로 이어지지는 않았다고 전한다. 이제는 정말 실신하지 않는다는 것을 머리로는 안다고 하면서도, "그런데 너무 불안해요. 불안을 어떻게 조절할 수가 없어요."라며 환자는 힘들어하고 있었다. 이 첫 환자를 생각하면 아직도 마음이 안 좋다. 그 불안 증상까지 내가 해결했어야 했다. 그렇지만 당시의 나는 불안 장애를 치료해본 경험도, 치료해볼 자신도 없었다. "어떻게 하죠?" 하는 환자분의 전화에 별다른 답을 못 하고 있었다. 그때의 나는 그렇게 치료의 다음 단계를 해결하지 못하고 머뭇거리고 있었다. 실신은 이제 해결되었으니, 불안 장애는 어쩔 수 없이 정신과의 영역이겠거니 하고 나는 별다른 해결책을 내지 않고 있었다. 지금도 이렇게 문득문득 이 환자분은 어떻게 지내고 계실지 안부가 궁금해진다. 지금이라면 이분의 불안 양상도 치료해드릴 수 있을 텐데… 늘 그 안부가 걱정되어 떠오른다.

소화기가 약한 소음인 환자는 이렇게 치료합니다

이 환자분은 평소 위장관이 약하여 잘 체하고, 음식 소화력이 약하며, 장까지 냉하면 설사도 잦고, 대변도 불규칙한 양상을 잘 보이는 소음인 체질입니다. 소음인은 에너지를 흡수하는 1차 관문인 소화기가 전반적으로 약하여 에너지의 절대치가 작은, 약한 몸인 경우가 많습니다. 아마도, 출산 이후로 이어지는 고된 육아 기간 동안 점진적으로 체력이 약화되었을 것 같습니다. 소음인은 저혈압 경향도 많은 편이라 기립성 저혈압으로 인한 실신도 종종 보입니다. 이에 더해 원래도 안 좋던 소화 기능이 더욱 저하되어 전반적으로 낮아진 에너지 레벨 상태에서 원활치 못한 소화기를 가동하기 위해 혈액이 소화기 쪽으로 조금만 집중되어도 심방에 돌아오는 혈액량이 적어져 바로 실신 자극 기전이 작동되면서 실신으로 이어지고 있습니다.

다시 말하면, 체력이 바닥인 상태에다 소화기관이 제 역할을 못해 혈액이 소화기관에 쏠리는 현상으로 인해 뇌까지 혈액이 전달이 안 되어 실신을 하게 됩니다. 환자분은 그제서야 실신 전후 꼭 화장실에서 배변을 봐야 했던 증상들이 이해가 되었다고 합니다. 별것 아닌 설명이지만, 누구에게도 친절히 설명 듣지 못했던 이야기를 듣고,

증상을 이해하고, 치료 가능하겠구나 안도를 하는 과정 자체가 상당히 위로가 됩니다.

치료를 시작한 때는 2014년도 연말이었습니다. 소화부터 서서히 살아나기 시작하여 대화나, 걷기 등 활동에서 머리가 멍해지는 증상이 사라지고, 컨디션이 좋아지기 시작한 것은 불과 치료를 시작한 지 열흘 즈음 되는 시점이었습니다. 이후 치료 13일 차에는 바깥 활동을 할 때 심장이 두근거리고 불안한 증상이 좋아졌으나 아직은 안정적이지 못했습니다. 일반적인 외출은 괜찮으나, 상급 병원에 진료를 받으러 가는 버스 안에서 다시 불안감이 고조되는 증상을 보였습니다. 치료 16일 차가 되자 집에 온 손님과 30분간 대화하는 것이 가능해졌습니다. 20일 차에는 200m~300m 정도 걸어서 외출하는 것이 가능해졌고, 24일 차에는 가족들과 교외로 외출하는 것이 가능해졌습니다. 그러나 아직 혼자 외출할 때에는 긴장감 때문에 화장실에 가고 싶어지면서 불안감이 생겨납니다. 30일 차에는 연말이라 가족들과 외출이 잦았는데 괜찮았다고 합니다. 이제는 많이 안정적인 상태에 접어들었다고 판단해 진료 간격을 좀 더 띄워 2주 간격으로 보기 시작했습니다. 해가 바뀌고 치료 45일 차에는 설사도 없고 소화도 양호합니다.

머리 쪽으로 혈액 공급이 부족할 때 느끼게 되는 멍한 느낌이나 얼굴 저린 증상도 없습니다. 하지만 아직은 눈이 건조하고 얼굴이 맑지 못한 느낌이 있다고 하네요. 다른 증상은 다 괜찮은데 아직도 혼자 외출할 때는 불안 양상을 보입니다. 치료 73일 차가 되자 드디어 혼자 외출할 때에도 불안이 많이 안정되었다고 합니다. 최근에는 혼자서 버스를 타고 3종거장을 지나 무사히 목적지에 도착했고, 긴장감은 있으나 몸이 견딜 만해졌다고 느낍니다. 그러나 아직은 아침에 컨디션이 저조하고, 생리 전 시기에는 컨디션이 안 좋습니다. 아직도 전반적인 체력, 혈액량이 충분치 않기 때문에 혈압이 충분히 오르지 못한 아침 시간대와 자궁벽에 혈액을 축적해야 하는 시기인 생리 전 시기에 컨디션이 안 좋은 것입니다. 지속적인 노력이 필요합니다. 103일차에는 30~40분 혼자 걷기가 가능했습니다.

4달 즈음 되자 독감으로 타미플루를 복용하고는 속이 불편하고 설사를 하기도 했으나, 이후에는 컨디션이 매우 좋아 2시간 이상 걷거나 자전거를 타도 무리가 없고 혼자 카페를 가기도 하였다고 전합니다. 이제는 실신이 없을 거라는 믿음이 생겨서 불안증은 거의 없어졌습니다. 이 진료를 마지막으로 치료를 마쳤습니다.

이렇게 5달가량 치료에 열심히 임하셔서 소화 기능 장애와 더불어 유발되던 잦은 실신 혹은 실신 전조 증상은 치료되어 더 이상 유발되지 않았고, 정상적인 일상을 되찾을 수 있었습니다. 환자분은 어렸을 때부터 설사와 변비가 반복되는 고질병이 낫게 되었으며, 본인 체질의 취약점을 알고 조심하게 되는 식생활 습관도 가지게 되었다는 말도 남겨 주셨습니다.

멀리서 찾아온 초등학생

이 초등학생 환자도 사뭇 초창기 미주신경성 실신 환자였다. 인상 깊고 소중했던 초창기 환자들은, 당시 내 한의원 공간을 배경으로 생생히도 내 기억 속에 남아 있다. 그 환자가 잘 눕던 베드, 내가 그 베드 옆에 앉던 느낌, 아이를 진찰하던 내 몸동작, 그 몸동작을 할 때의 마음가짐까지도 기억이 난다. 열 살 정도의 남자 아이였는데, 이 아이의 실신 양상은 소화기 증상을 동반하는 전형적인 미주신경성 실신 환자와는 확연히 달랐다. 지금 돌아보면, 또-또-또- 어려운 환자 잘도 치료했구나, 생각이 드는데 이건 그저, 내가 체질 의학을 하고 있던 덕분이었다.

"환자의 진단명에 얽매이지 말고, 항상 환자의 체질 감별에 공을 들이고, 체질 치료 원리에 충실히 따라야 한다."

내 아버지가 늘 강조하시던 치료 원칙이었다. 이 치료 원칙이 한 문장으로 정리되기까지 아버지는 수많은 시행착오를 거쳤을 것이다. 수많은 경험 후에 이 원칙이 엑기스가 되어 나왔을 테고, 나에게는 이 엑기스만이 한 문장으로 전해졌다. 덕분에 나는 '미주신경성 실신'이라는 진단명에도 얽매이지 않고, 특이한 양상으로 나타나는 실신에도 기존의 치료 방식에 연연하지 않고 차분하게 체질을 분석하고 치료 방향을 잡을 수 있었던 것 같다. 그래도 여전히, 그때를 떠올려보면- '어이구야, 참 겁도 없이 잘 고쳤네' 생각만이 든다. 참 어리고 용감하던 시절이었는데, 그런 시기가 있었기에 여기까지 오지 않았나 싶다. 그때는 이 모든 시도가 참 가슴 떨리고 설렜다.

'과연 나을까? 고칠 수 있을까?'

치료 경험이 적었고, 이 질환을 치료하는 사람이 없어서, 배울 곳 또한 없었기에 나는 그저 이 원칙 하나만을 믿고, 한의학을 믿고, 치료를 시도해볼 수밖에 없었다. 처음 보는 질환 양상 앞에 생겨나는 두려움과 의구심은 서랍 한편에 몰아넣어 닫아버리고, 짐짓 담담한 모양새를 하고 최선을 다해보는 수밖에 없었다.

이 아이는 이미 3번이나 이유를 알 수 없는 실신을 했다. 처음 실신 후 대학 병원에 방문하여 뇌파, 혈압 등 검사를 진행하였는데 정상이었다. 이후 운동을 하고 난 후 심장이 터질 듯이 뛰는 상태로 서 있다가 또 실신이 발생했다. 이번에는 심장 내과에서 심장 관련 검사를 모두 진행하였으나 또 모두 정상이었고, 담당의로부터 과호흡이 의심된다는 소견을 들었다. 별다른 치료 방법은 없었다. 그러니 이 아이의 어머니도 정말 답답하고 간절한 마음으로, 경기도 서쪽에서 서울 동쪽 끝에 있는 나의 작고 허름한 한의원을 찾아왔던 게다. 당연하지만, 내 한의원은 큰 병원이나 한방병원 같은 그 어떠한 권위도 붙어있지 않았다. 잘 나가는 큰 한의원도 아니었다. 그리고 원장은 파릇파릇 젊었다. 그런 내 한의원에 한 어머니가 열 살 아들을 데리고 왔던 것이다. 지금 이렇게 돌이켜보니 초창기 실신 환자분들이 더욱더 소중해지고 감사해진다. 이 자리를 빌어 그분들께 전하고 싶다. 감사합니다, 고맙습니다.

아이의 증상 포인트는 '터질 듯이 심장이 뛰도록 운동한 후에 실신이 발생한다'는 것이었다. 뭔가 짚이는 게 있었다. "아이가 스트레스 받을 만한 일이 있었을까요?" 내원 당시 아이는 이제 초등학교 3학년이 되는 해였는데, 그 전 해인 2학년 시절 담임 선생님이 무서워서 학교를 가기 싫어했고, 학교에 가만히 앉아 있어도 심장이 뛴다는 말을 하기도 했었다고 한다. 그러면서 형과의 관계에서 불같이 화를 퍼부어 대는 성격이 보이기 시작했다고 아이 어머니가 설명한다. 최근에는 아이의 욱하는 성격이 강화되고, 불안증, 공포증 등의 성격 변화가 심해졌다는 것을 느끼고는 상당히 걱정하고 계셨다. 한숨도 자주 쉰다고 한다.

불안 양상도 보이고, 한의학에서 소위 말하는 '화병'의 모습도 보인다. 아이는 열 살이었기 때문에 어느 정도 체형이 나와 체질을 감별하기가 나름 쉬웠다. 전형적인 소양인의 모습을 하고 있었다. 이것도 나에게는 행운이었다. 각 체질의 전형적인 특징을 가지고 있는 환자는 체질 감별이 비교적 쉬우나, 전형적이지 않고 헷갈리는 모습을 갖고 있는 환자들은 감별이 까다로워지고 감별에 실수도 생기기 마련이다. 너무 어린 아이들도 아직 체형이 다 나오지 않아 감별이 다소 어려워지는 편인데, 이 아이는 어느 정도 체질적 특징을 보일 만큼 자라 있었고, 다행히도 전형적인 모습을 갖고 있었다.

소양인이면서 체력이 괜찮다면, 한의학에서 말하는 '열'이 잘 생기고, 더욱이 '심장열'이 강화되면서 심장 두근거림, 불안, 초조, 가슴 답답함, 숨쉬기 답답함, 숨이 잘 안 쉬어짐, 화를 자주 내고, 짜증이 많아지는 - 모습을 잘 보인다. 가슴이 답답한 것을 해소하기 위해서 자기도 모르게 '한숨'을 자주 쉬게 된다. 양방 의학에서 말하는 불안 장애, 분노 조절 장애 모습과 비슷하다. 흥미롭게도, 심장열을 풀어내는 한약 처방을 적용하면 초조 불안감, 분노감이 좋아지는 결과가 나온다. 열을 풀어내는 약재들은 천화분, 지유, 현삼, 조구등, 황금, 황련, 황백 등 정말 다양하게 있는데 체질별로 그 조합이 달라진다. 열을 풀어내는 처방이 진행되면 환자 스스로는 불안 초조감이 줄어드는 것을 느끼고, 주변 사람들이 "성격이 좋아졌다"라는 평을 해준다며 멋쩍게 웃는 경우를 많이 본다.

이 아이는 이 '심장열'이 누적되어 쉽게 화를 내게 되고, 가슴이 답답하고 한숨을 잘 쉬게 되는 것인데, 운동을 강하게 하여 심장을 더욱 과열시키면 순간적으로 심장 운동이 불안정해지면서 실신으로 이어지는 것으로 이해할 수 있다.

그렇지만 당시의 나는 이 모든 연결 고리를 다 이해하고 치료를 진행한 것은 아니었다. 강하게 운동을 하여 심장이 과열될 때 심장이 압박되면서 실신이 유발되는구나, 심장열을 풀어내자 - 이 포인트만을 짚고 치료를 했다. 한의학에서 설명하는 '심장열'이라는 것이 곧 양방의 '불안 장애'와 직결된다는 사실은 미처 깨닫지 못하고 있었다. 한의학의 심장열은 양방의 불안 장애보다 훨씬 더 다양한 신체 증상을 다 포괄하고 있었기 때문이다. 정말 심리적인 반응으로 보이는 '불안'이 곧 심장열이라는 원인으로 유발되는 다양한 결과 중의 한 양상이라는 것을 깨닫고 '불안'을 주소증(주된 호소 증상)으로 보이는 환자에게 심열을 풀어내는 처방을 자신 있게 주기 시작한 것은 수년 뒤의 일이었다.

이 아이는 또 이렇게, 다행스럽게 치료가 잘 되었다. 초심자의 행운이 쌓이고 있었다.

소양인은 화(火)가 잘 쌓이는 체질입니다

소양인은 火로 인해 다양한 질환들, 증상들이 유발됩니다. 흉부에 누적된 이 화(火)를 조절하면 몸은 다시 균형을 잡고 스스로 병을 회복하기 시작합니다. 아이 어머님의 설명과 더불어 아이의 상태를 살펴보니, 가슴에 울화가 쌓여 있고, 이로 인해 아이가 한숨을 잘 쉬고, 가슴을 답답해합니다. 일반적으로 알고 있는 '화병'의 개념이라고 생각하면 이해가 쉽습니다. 평소 답답한 가슴 상태는 작은 일에도 화를 잘 내게 되는 '욱!' 하는 성격도 강화시키는 편입니다. 심화(心火)가 흉부에 많이 누적된 상태에서 강한 운동을 통해 심장 박동이 빨라지면서 압력이 더해지면 심장 기능에 순간적 불균형이 오는 것으로 이 타입의 미주신경성 실신을 이해할 수 있습니다.

실신의 치료를 위해 심화(심장열)을 풀어내는 한약을 적용하면 불같이 화를 내는 성격도 좀 누그러지게 됩니다. 이는 실신 질환뿐만 아니라 다양한 질환을 치료하느라 심열을 풀어내는 한약을 적용할 때 동일하게 나오는 반응입니다. 아이의 경우, 치료를 진행하면서 어머니들이 "아이가 짜증이 줄어들었다"는 표현을 많이 해주는 편입니다. 같은 개념으로 분노 조절 장애의 경우도 다소나마 나아지는 경향을 보일 수 있습니다. 또한 한의학에서는 열이 치성하여 안면부까지 영향을 미쳐 이로 인해 비점막에 염증이 생겨 부어오르는 경우에도 동일한 개념의 열을 풀어내는 처방으로 비염(코막힘)을 호전시키기도 합니다. 이 아이의 경우에도 치료를 진행하면서 불안감이 줄어들고, 성격이 차분해지며, 한숨이 줄어들고, 코 막힘도 줄어드는 경향을 보였습니다.

제반 증상이 호전된 것을 확인한 후 치료를 종료하는 시점에서 아이의 어머니는 이대로 호전 상태를 유지할 수 있을지를 염려하였습니다. 차분하고 분석적인 성향의 어머니는 치료 종료 이후 개학을 하고 학교생활을 하는 과정을 어느 정도 살펴보고 소식을 전했습니다.

"약 2주 정도 약을 먹고 부항 치료를 받더니 아이가 먼저 가슴

쪽이 시원해지는 느낌이라고 이야기를 하며 호전이 있나 보다 생각하게 되었고, 5주 정도 먹은 후에는 가슴 답답한 증세와 통증이 거의 사라졌습니다. 2월 6주치 약을 먹은 후에는 걱정 한가득이던 마음이 싹 사라지고 작년에는 왜 그렇게 걱정만 하고 살았는지 모르겠다고 말할 정도로 호전되었습니다. 그리고 지금 5월 중순이 넘도록 3학년 학교생활을 아주 잘 하고 있습니다. 걱정, 한숨, 실신 없이요."

열이 잘 생기고, 흉부에 잘 쌓이는 구조를 갖고 있는 소양인 체질은 아무래도 수년의 시간이 흐르는 동안에 여러 가지 삶의 스트레스를 만나 다시 심장열이 누적될 수 있습니다. 스트레스 관리를 잘 하는 것이 중요하고, 필요할 때는 심장열을 풀어내는 치료를 하면서 건강을 유지하는 것이 좋겠습니다. 그 후에도 가끔 어머님이나 아이가 보약이나, 비염으로 한약을 복용하러 왔었는데 치료 후 4년 차까지도 실신 증상 없이 잘 지내고 있었습니다.

체질 의학이란 어떤 것인가요?

한의학은 오랜 시간에 걸쳐 발전해오면서 시대 흐름에 따라 처방을 구성하는 흐름이 바뀌기도 하고, 특정 이론을 세우는 걸출한 대가가 출현하기도 하면서 다양한 처방 방법론이 생겨났습니다. 그 방법론들이 각각 장단점을 갖고 있기도 하고, 방법론마다 특기를 발휘하는 질환 영역들이 달라 현재까지도 몇몇 처방 구성론들이 통폐합의 과정을 거치지 못하고 공존하게 되었습니다.

그러다 보니 한의사들마다 각각 선호하는 방법론들이 있게 되고, 그래서 한의원마다 설명하는 방식이 조금씩 다르고, 중요시하는 포인트가 다른 경우가 생기게 되었습니다. 이 방법론이 다른 것을 학파가 다르다고 표현하는 것이 좋겠습니다. 이 학파들의 처방 방법론들을 모두 섭렵하고 그때그때 환자의 몸 상태와 질환 특징에 맞추어 가장 최적의 처방을 낼 수 있다면 가장 이상적이겠지만, 현실적으로 모든 학파의 처방론을 공부하고, 임상에 적용해보고 가장 효과가 좋은 처방이 무엇인지를 체득하기가 쉽지 않아, 대체적으로는 주로 활용하는 처방 이론을 갖고 있으면서, 그때그때 조금씩 다른 스타일의 처방을 구사하는 경향을 갖게 됩니다. 저는 체질 의학에 인연이 닿아 한의사 초년생부터 줄곧 체질 의학을 위주로 진료를 해왔습니다.

체질 의학은 동일한 병, 동일한 증상에도 약에 대한 반응이 사람마다 다른 것에 착안하여 발달했을 것으로 생각됩니다. **인간 집단은 각각의 생리가 조금씩 다른 몇몇 가지의 종류로 나눌 수 있고, 그 체질 종류에 따라 같은 병, 같은 증상이어도 약을 다르게 적용해야 한다는 개념에서 출발한 것이 체질 의학입니다.**

체질 의학이라고 하면 대표적으로 사상 의학을 말하는 편인데, 이제마의 사상 체질 의학 이후로 후대에 점차 추가적인 체질 이론들이 생겨나게 되었습니다. 제가 운용하고 있는 것은 정확하게는, 이제마의 사상 체질 의학과 권도원의 팔체질 의학에 근간을 두고 발전한 오상 체질 의학입니다.

오상 체질(五象體質)이란?

이제마의 사상 체질(四像體質) 이론은 처음 체질의 개념을 확립하고 생리, 병리를 설명하면서 각 체질별로 치료 한약 처방을 만들어, 한약을 주된 치료 수단으로 하였습니다. 사상 체질 이후에 나타난 권도원의 팔체질(八體質) 이론은 경락을 중심으로 체질을 구분하며 주로 침 치료를 위주로 치료법이 정립되었습니다.

쉽게 말하자면, 사상 체질은 한약 위주, 팔체질은 침 위주이며, 팔체질이 단순히 사상 체질을 세분화하여 4개를 8개로 나누어 놓은 것은 아니다 - 라고 정리해볼 수 있겠습니다.

염동환의 오상 체질은 팔체질의 경락 개념에서부터 시작하여 사상 체질에서는 제외한 심장 화(火)를 포함하여 다시 체질을 구분하여 5가지로 나누고 이에 따른 상세한 한약 처방을 재정비하고 보강하여 경락의 허실과 장부의 허실 개념이 서로 호환되도록 하고, 이에 따라 한약 처방과 침 처방이 동일한 개념하에 적용될 수 있게 정리한 이론입니다. 이 설명도 어렵죠, 다시 쉽게 말하자면 - 체질 이론이면서 침도, 한약도 체질에 맞춰 처방할 수 있고, 그 한약 처방과 침 처방이 동일한 개념하에 진행되고, 체질별 한약 처방이 사상 의학보다 더 다양하게 구비되었다 - 라고 정리할 수 있겠습니다. 오상 체질은 체질을 5가지로 구분하였으니 '사상 체질의 4개가 어떻게 5개가 된 건가?' 하고 갸우뚱할 수 있겠으나 사상 체질에서 그 분포가 매우 드문 체질인 태양인이 2가지로 갈라진 셈이라 임상적 활용 측면에서의 체질 구분은 사상 의학과 크게 다르지 않다고 볼 수 있습니다.

서로 다른 인생길

이제 나는 인생의 대략 절반 정도가 지난 시점을 살고 있다. 운이 좋으면 아직 절반이 아닐 수도 있겠고, 《노화의 종말》을 쓴 데이비드 A. 싱클레어의 주장처럼 120세 수명이 실현된다면 이제 막 인생의 1/3 지점을 통과한 것일 수도 있겠다. 그렇지만 인생의 가장 에너제틱한 시절은 지나갔다는 아쉬움과 점점 에너지가 줄어들 나날들만 남은 이 시점에서 아직도 그다지 이룬 것이 없는 것 같아 생기는 초조함… 그래도 연륜은 점점 더 쌓여 종유석과 석순처럼 조용히 자라나 언젠가는 하나의 기둥을 이루지 않을까 하는 기대감이 교차한다.

의사가 직접 아파 보면 그 질환을 더 깊게 고민하고 더 절실히 이해할 수 있게 되니, 결과적으로 실력이 늘 수 있는 것 같다. 나도 나이가 드니 여기저기 아프다는 환자들의 다양하고 생생한 표현들이 더 많이, 깊게 이해가 되고, 공감할 부분이 하나둘씩 늘어나니 실력은 늘어

좋지만, 또 마냥 좋지만은 않다.

  인간이라는 동물, 우리는 경험을 통해 학습한다. 책이나 공부를 통한 간접 경험도 큰 영향을 주지만 아무래도 직접 경험만큼 강렬한 것은 없는 것 같다. 그런데 우리는 삶의 수많은 다양성 중에 매우 작은 확률로 우연히 내 인생에 펼쳐진 각각의 상황들을 통해서 얻은 좁은 가치관을 형성하게 된다. 40여 년간 살아보니, 그 경험을 바탕으로 형성된 가치관을 벗어나기는 생각보다 쉽지 않다는 것을 깨닫게 된다.

  내 아버지는 한의사였다. 아니, 지금도 80세 연세에 환자를 치료하고 계시는 현역 한의사다. 현재에도 아버지가 진료하시는 강릉에서 치료를 받고, 수년간 병원을 전전해도 치료하지 못하고 고생했던 병이 나아졌다며 칭송하는 환자분들이 계신다. 평일에는 아버지께 진료를 받고, 주말에는 서울에 와 내 한의원에서 연계하여 치료를 진행하고 있다. 한의사 일을 하게 되면서 내게 아버지는 허준, 이제마의 뒤를 잇는 의성(醫聖)과 같은 존재가 되었다. 당신이 이루어 놓은 것들을 나는 평생 쫓아가지 못하겠구나, 나는 그저 그 뒤를 쫓아가는 범인으로 살아야겠다는 생각은 이미 20대 때 했던 것 같다. 한의학 연구에 집념이 크셔서 늘 한의학 생각만 하고 사시는 듯했고, 그렇게 아버지는 당신만의 오상 체질 이론을 정립하셨다.

그런 아버지에게는 나를 포함해 3명의 자녀가 있다. 그중 한 명인 나는 한의대에 진학하여 한의사를 길을 걷게 되었고, 동생은 의대에 진학하여 의사의 길을 걸었다. 그렇게 각자의 길을 걷고, 각자의 가정을 꾸리고 서른 중후반이 된 어느 날 한약으로 만날 일이 생겼다. 동생의 아이에게 내가 한약을 줄 일이 생겼던 것. 조카가 한약을 먹고 호전 경과를 보이자 동생은 놀라워했다. 그리고 한약에 대한 새로운 긍정적 관점이 생겨나는 분위기가 있었고, 나는 그 순간을 보았다. 실은, 그때 더 놀랐던 것은 나였다. 아버지가 한의사이고, 한의사의 아들이라는 정체성을 갖고 있는 것으로 보였던 동생이, 서른 중반이 되어서야 한약의 치료 효과를 체험했다는 것이 나름의 충격이었다.

사실은, 동생은 어려서부터 복통, 설사 등으로 병치레가 잦았고 이로 인해 밤마다 고통스러워했던 어린 시절이 있었다. 이후로는 건선도 오랜 기간 있었다. 아버지는 건선은 치료를 시도하지 않았던 것 같으나, 어린 시절 복통이 있을 때는 그때마다 한의 치료를 시도했던 것으로 기억하는데, 그다지 효과적이지 못했다. 한참의 세월이 흘러 아버지의 체질 이론이 완비되면서 동생의 체질을 다시 진단하게 되었다. 어려서 체질 감별을 잘못한 탓에 치료가 잘되지 못했던 것이었다. 그러나 이미 동생의 마음속에는 한의학에 대한 의문이 싹터 대학 진학을 의대로 정한 이후였다.

그와는 반대로 나는 어려서부터 우리 가족 중에서는 비교적 건강한 아이로, 별다른 한약 경험 없이 자라나 부모님의 권유로 별 관심도 없던 한의대에 진학하게 되고, 한의사의 길을 걷기 시작하면서 한약을 직접 처방하여 체험하기 시작했다. 20대 시절 집을 떠나 대학을 다니는 스트레스로 인해 불면, 식곤증, 설사, 생리통, 얼굴 부기 등 자잘한 컨디션 난조(그렇다고 병이라고도 볼 수 없는)에 시달리고 있었는데, 20대 중반 즈음 한약을 복용하면서 이 모든 증상이 상큼하게 좋아지는 긍정 경험을 하게 된다. 그러자 지루했던 한의학이 재미있어지기 시작한다. 궁금하고, 더 잘하고 싶은 마음이 싹트기 시작한다. 어린 시절, 아버지가 저녁 식탁에서 자랑스레 늘 말해왔던 그 모든 환자 치험례를 나도 만들어내고 싶은 열의가 생겨나기 시작한다. 그리고 임상이 시작되자 환자의 호전을 내 일 같이 기뻐하고, 한의사로서의 일을 즐기며 현재에 이르렀다. 이렇듯 한 아버지를 둔 형제 사이에서도 긍정 경험과 부정 경험은 이렇게 다른 인생길을 내었다.

임상을 하는 현장에서는, 한의사와 의사가 서로의 의학에 대해 부정 경험만을 반복하고 있다는 것을 많이 느낀다. 한의사에게는 양방 병원에서 치료를 한참 하다가 낫지 못했거나, 그 부작용을 겪은 환자들이 찾아오기 마련이고, 양방 의사에게는 한방 치료를 받고도 낫지 않거나 부작용을 겪은 환자들이 오기 마련이다. 환자의 입장에서는 각각의 영역에서 효과를 잘 보고 잘 나았다면 굳이 또 다른 병원을 찾아 이동할 필요가 없기 때문이다. 즉, 한방에서 잘 나은 환자는 굳이 양방 의사를 찾아가 한방으로 잘 나았다고 말할 일이 없고, 양방에서 잘 나은 환자는 굳이 한의사를 찾아와 양방에서 잘 나았다고 설명할 일이 없다. 상대방의 진료에서 실패한 환자만을 계속 접하면 당연히 상대가 부정적으로 각인될 수밖에 없다. 그러나 한의사는 한의대에서 현대 의학의 많은 부분을 교과 과목으로 배우고 나오기도 하고, 이미 세계의 표준 의학인 현대 의학을 알지 못하고는 진료를 할 수가 없기 때문에 항상 메이저 의학을 염두에 두고 맞추어 진료를 진행하는 분위기인 반면, 양방 의사는 한의학을 학교에서 접해볼 기회가 없고, 임상에서는 부정 경험만을 반복하게 되어 한의학에 대한 편견이 공고화되는 경향이 있는 것 같다. 그러나 그러한 의사라도, 우연한 기회에 한의학 치료를 받아보고 몸소 몸이 호전되는 경험을 해본 후에는 쌓아 둔 편견의 틀을 깨고, 가족에게 적극 한약 치료를 권하는 모습을 보게 된다. **의학은 결국 '그래서 잘 나았는지, 아닌지'의 효용성으로 평가받는, 정말 실용적인 학문이기 때문이다.**

그래서 나는 처음 한방 치료를 시도한다는 환자분이 내원하면 유독 신경을 쓰고, 한의학에 대한 첫인상이 좋기를 기원한다. 한의원에 반신반의하며 오는 환자들은 대부분 양방 병원에서 안 낫고 돌고 돌다가

오는 어려운 환자들이 많아서 그만큼 내가 치료하여 잘 나으면 뿌듯하기도 하고, 때로는 치료에 실패를 해 마음이 더욱 무거워지기도 하지만 말이다.

액션 영화

　내 눈에는 뭔가 다 똑같아 보이는 액션 영화를 나는 그다지 좋아하지는 않는데, 가끔 남편이 보고 있는 TV 앞을 지나다가 눌러앉아 보고 있게 될 때가 있다. 칫솔을 입에 물고 한쪽 엉덩이를 걸치고 앉아 화려한 장면에 빨려 들어갈듯 보고 있노라면, 그 안에서 활달하게 펼쳐지는 그 액션 동작에 취해 동경의 눈빛이 절로 나오게 된다. 와…부럽다…(부러우면 지는 건데…) 너무 부럽다…. 그리고 나도 모르게 얘기하고 있는 것이다.
"남자로 태어나면 저렇게 에너제틱하고 활기찰 수 있을까? 다른 건 몰라도 저건 정말 부러워…. 나도 다음 생애에는 남자로 태어나고 싶어…." 하고 있으면,
옆에서 몇 초간의 침묵을 지키던 남편이 조용하게 한두 문장을 던진다.
"남자라고 다 저런 건 아니야, 나를 봐~ 흐흐."

악- 순간 삐리리리릭 혼상이 깨진다. 나와 별다를 바 없어 보이는 얇은 근육을 장착하고, 나와 비슷해 보이는 몸의 무게에 눌려 천근만근 침대에 누워 TV를 보고 있는 남자가 멋쩍게 웃고 있다. 일, 집, 애들 숙제 봐주기만 하면서 살고 있는 식물 타입인 우리 부부는 그렇게 오늘도 내일만을 위하듯 살고 있다. 그렇게 노년의 건강을 담보로 오늘도 운동 한 톨 하지 않은 채 TV 앞에 누워있는 것이다. 파란 하늘, 밝은 태양 아래 저렇게 우람한 근육을 갖고, 파워풀하게 팔다리를 휘저으며 살고 싶구나….

또 어느 날 남편이 보는 TV를 또 지나치는데… 이번엔 우람한 체격의 남자 씨름 선수가 넓은 어깨, 두터운 전거근을 꼬이며 박력 넘치게 씨름을 하고 있는 게 아닌가? 또 시간이 멈춘 듯… 보고 있다가… 또 나도 모르게 한마디를 한다. "내가 남자라면 저렇게 근육 한번 키워보겠어! 이봐, 당신도 늦잖데 근육 좀 키워 봐! 남자로 태어나서 이렇게 사는 건 좀 아까운 거 같아!" 이번엔 남편은 별다른 대꾸조차 하지 않는다. 대답할 가치도 없다는 무응답이다. 그러던 나는, 옆에 앉은 열 살짜리 아들 머리를 쓰다듬으며 꼬신다. "아들, 너는 이왕 남자로 태어났으니 운동 빡세게 해서 꼭 근육 좀 키워 봐~ 이왕 사는 거 저렇게 파워풀하게 살아 보라구~"

30대까지는 육체적 근육은 없어도 나름의 정신적 꿈을 가지고 정신없이, 바쁘게 앞으로만 내달리고 있었던 것 같은데 40이 되면서 훅~ 꺾이는 느낌이 들고, 이제는 내달릴 에너지가 사그라든 건가…. 무언가를 벌릴 거면 30대 때 했어야 했나? 하는 아쉬움이 가슴 저릿하게… 외면하고 싶게 들기 시작한 것이다. 아직 갓 40이면, 인생의 절반밖에 안 왔다고도 할 수 있거늘, 이미 에너지 가득한 시기는 다 써버리고, 나머지 40년은 사그라들기만 할 것 같아 보이니 울적하지 않을 수 없다.

언제까지고 열심으로 살아나갈 수 있을 것 같던 시기가 슬슬 지나고 나뭇잎을 하나둘씩 떨구는 조금 긴 가을과 기나긴 겨울만이 나를 기다리고 있을까 봐 조바심 나는 시기, 40대. 나 말고 다른 40대들도 이런 건지, 나만 지금 예민해져 있는 건지.

사람의 에너지

생각해보면 사람은 갖고 있는 에너지 절대량이 제각각이다. 남자라고 다 근육질에 에너지 뿜뿜일 수 없다는 남편의 항변을 실은 다 이해하고 있다. 한의사 일을 하다 보면 정말 많이 느끼게 되는데, 그 사람의 에너지 레벨은 운동, 관리 영향도 있긴 하겠지만, 그냥 타고난 건강 레벨, 체력 레벨이 어느 정도는 정해져 있는 것 같다는 느낌을 외면할 수가 없다.

매우 허약한 사람에게 기력을 보강하는 약(보약)을 듬뿍듬뿍 써서 체력을 올려놨어도, 몇 개월, 혹은 1~2년 시간이 지나다 보면 다시 또 그 사람만의 낮은 에너지 레벨로 돌아와 있는 경우를 종종 본다. 그러다 보니 후천적으로 보약을 써서 끌어올리는 것은 어느 정도 한계가 있다고 느낀다. 보약을 쓴다고 무한히 체력이 증량되어 1등급 체력으로 오르는 것이 아니고, 개인마다 오를 수 있는 체력 레벨치가 좀 정해져 있는 게 아닌가 싶다. 반면에 워낙에 좋은 체력으로 타고난 사람은 살다가 무리를 해서 체력이 떨어졌어도 보약을 처방하면 1, 2제 분량만으로도 금방 또 원래 좋던 자신의 체력 레벨로 돌아가는 경우도 종종 본다.

참 억울하고 아쉽기만 한 사실이다. 배 속에서부터 타고나는 체력 등급이 있을 텐데, 건강하게 태어난 아이는 어려서 병치레 없이 잘 먹고 튼튼하게 자라나고, 운동량이 많아져 더욱 체력이 좋아지고, 약하게 태어난 아이는 그 약한 범주를 크게 벗어나기가 쉬운 일은 아니어서, 대체로 좀 약한 성인으로 자라난다.

내 한의원에 실신으로 오시는 환자분들을 보면, 다 그런 건 아니지만 실은 어려서부터 계속 약해왔고, 어른이 된 현재에도 너무 너무 너무 약한 타입의 환자들이 많다. 비실비실, 비리비리, 허약 허약이라는 형용구가 절로 떠오른다. 그간 실신이 발생했던 히스토리를 듣고, 여러 가지 물어보고 살펴보고 나면 진료실로 이동해서 진맥도 하고 체형도 살피면서 체질을 감별하고, 몸 상태를 더 파악하고 나면 다시 내가 파악한 환자의 몸 상태를 설명하고 어떤 식으로 치료를 하면 좋을지, 어떤 경과가 나올지를 개괄적으로 얘기하게 된다. 이때 옆에 앉아 있는 보호자, 대부분은 어머니가 같이 와서 설명을 듣는 편인데, 이렇게 몸 약한 자녀를 키우면서 얼마나 마음이 힘들었을지, 그리고 얼마나 지쳐왔을지 짐작이 되면서 마음이 짠할 떄가 많다. 나도 벌써 10년차 엄마라 자꾸 엄마들에게 감정 이입을 먼저 하게 된다. 당장 아픈 환자도 환자지만, 그 옆에 구겹게 앉아 근심 어린 얼굴빛을 하고 앉은 어머니를 보게 된다. 본인의 삶도 무거울 텐데, 자식의 건강과 미래를 걱정하느라 그저 회색빛이다. 어떤 사람은 간절하고, 어떤 사람은 체념의 분위기를 내고 있다.

그러는 와중에 나는 환자 본인과 폭풍 공감대가 형성된다. "저도 이 체질인데요~"라면서 직접 겪어보지 않고는 알기 힘든 세세한 양상들을 좔좔 쏟아내지만 지금은 나름 건강해 보이는 원장의 모습에서 환자들은 희망과 위로를 얻어 가는가 보다. 환자는 이 원장이 나를 다 이해하고 치료해줄 것 같다는 기대감에 눈빛이 밝아지기 시작한다. 어느 정도 치료 경험들이 쌓여, 자신 있게 치료 경과를 설명할 수 있게 되고, 어느 정도까지 좋아질지 기대치를 설명할 수 있게 되면서부터는, 첫날 진료차 내원한 환자들이 내 설명을 듣는 순간 보이는 안도와 희망과 기쁨을, 나도 보게 된다.

좀 약하게 태어났어도 현명하게 관리하면 괜찮다.
잘 살 수 있다.
아마도 한의학이, 꽤 도움이 될 수 있을 것 같다.

오늘 또 쓰러졌습니다

2장.

다양한 실신들 다양한 사람들,

이사

나는 강동구의 어느 한적한 동네에서 8년을 지냈다. 잠깐 1~2년 정도 하게 되겠지, 하고 가벼운 마음으로, 혹은 별 생각 없이 양도받은 한의원에 눌러앉아 8년이라는 세월이 흘렀다. 40대가 된 지금에 와서 보면 8년은 금방 흘러가는 시간일 수도 있지만 젊은 시절의 8년은 20~30년만큼 길게 느껴지는 시간이었다.

그 시간을 한곳에서 주로 동네 어르신들, 아주머니, 아저씨들의 아픈 허리, 어깨 치료를 많이 했고, 그 안에서도 여러 가지 가벼운 내과 질환들을 보고 있었다. 가장 일반적인 한의원 환자들이었다. 그곳에서 일하는 동안 나는 결혼도 하고, 첫째도 낳고 둘째도 낳아, 철없는 아가씨에서 두 아이 엄마로 변모해가고 있었다. 수년간 서로를 보면서 "에그, 염 원장도 늙네~" 하는 환자분도 있었고, "원장님은 어째 그리 안 늙으세요?" 하는 환자분도 있었다. 나도, 초창기 시절부터 만나던 환자분들이 세월이 흐르면서 나이 들어가는 모습, 세월에 변해가는 얼굴들을 보며 '이런 것이 같이 늙어가는 거구나' 생각하며 새삼 신기해했다. 20대까지는 나는 계속 젊기만 해왔는데 이후로는 나도 나이 들고 환자분들도 같이 나이 들어가는 느낌이 들면서, 같이 늙어가며 생겨나는 동질감이 무언지 모르게 따뜻했다.

 길게 흐르는 시간 동안 같은 공간에서 시시때때로 소소하게 안부 물어가며 얼굴을 보고, 초등학생 아이가 고등학생이 되고, 대학생이 되는 모습을 보았다. 그 시간 동안 어린 원장이 실수도 많이 했는데, 평소 진료에 열의도 보이고 하니 좋게 봐주시고 실수를 용서해주시는 환자분들도 있었고, 가끔은 따끔하게 혼이 나기도 했었다. 환자가 잘 나으면 기뻐서 기억에 남고, 잘 안 나으면 속상해서 기억에 남았다. 그리고 언젠가부터는 잘 낫는 환자가 더 흔해지면서 안 낫고 고민스러웠던 환자만 더 기억에 선명하게 남기 시작했다. 환자분들을 통해 사람도, 한의학도 많이 배우고 조금씩 성장하던 시기였다.

 그리고는 어느 즈음부터, 내가 관심이 생기는 질환 분야를 좀 더 적극적으로 진료하고 싶어졌다. 미주신경성 실신은 내가 몇몇 가지 관심을 가지고 있던 질환 중에 하나였다. 아주 흔하게 있는 질환이 아닌 만큼 먼 곳에서 오는 환자들도 좀 더 쉬운 접근성을 가질 수 있게 고통이 좋은 곳으로 이사를 해야겠다는 필요성이 생겨났다. 그래서 강동구에서 비교적 가까운 교통이 좋은 잠실로 이사를 결심하게 되었다. 이전을 한다고 하니 왜 가냐고 적극적으로 원망하는 환자분도 있었고, 축하한다며 자그마한 화분을 선물해주시는 환자분도 있었다. 모두 눈물 찡하게 감사했다. 잠실은 나에게 무서운 곳이었다. 무엇보다 임대료가 비싸고, 다양한 분야의 실력 있는 한의사들이 많이 모이는 격전지 같은 곳이다. 그래도 그 두려움을 극복하고 한 발 내디뎌야 할 시기였다. 그렇게 어느 순간 나는 움직일 준비를 하고 있었다.

 2016년 봄, 그렇게 나는 한의원을 이사했다. 보통은 '이전'이라고 하는데, 이전이라는 단어가 뭔가 거창해서 나와는 맞지 않는 느낌이라 나는 자꾸 '이사'했다고 표현한다. 그렇게 미운 정, 고운 정 다 들었던 그곳을 떠나왔다. 마음 맞아 오랜 시간 같이 지내주었던 고마운 직원 한 명과 같이 잠실로 이사 와 새살림을 꾸렸다. 강동구를 떠나면서 의외로 제일 눈에 밟힌 환자는 제일 까다롭게 나를 괴롭히던 할머니 환자였다. 본인이 침 놓아야 할 자리를 하나하나 다 짚어가며 오늘은 여기 침 놔라, 여기는 하지 말아라, 물리 치료는 두 번 해라, 하며 나아진 곳은 나아졌다 말 않고, 아픈 곳만 왜 계속 아프냐고 싫은 소리 하면서도 일주일에 한두 번씩 수년을 늘 꾸준히 다니시던 할머니였다. 연세가 있으셔서 나를 쫓아 잠실까지 침 맞으러 올 수가 없는, 이별이 확실시된 할머니 환자였다. 당신은 미용실도 십 년째 한군데만 다니면서 자신에게 딱 맞게 머리를 하게 만든다며, 나를 열심히 길들여 자신의 입맛에 딱 맞게 침을 놓도록 하셨던 할머니였다. 고운 정보다는 미운 정이 더 쌓인 할머니였는데, 이제 내가 딱 맞춰서 침 놔주지 못하니 또 어디 가셔서 어떤 원장을 까다롭게 길들여서 치료받으러 다니실 꼬… 생각하니 마음이 짠했다. 마지막 인사드리는 나를 보시며 아무 말 없이 아쉬워하는 눈빛을 길게 남기셨다. 꼬옥 안아드리며 건강하세요 할머니~하며 작별하였다. 지금은 어느 한의원에 다니고 계시려나. 어느 원장님께서 길들임 되셨을까.

그리고는 새살림을 꾸린 잠실에서 바쁘게 진료가 이어졌다. 강동구에서 진료를 받던 환자들이 잠실까지 찾아오시기도 하며, 계속 인연이 이어지며 잠실에서 5년이 지난 지금까지도 오고 계시는 분들도 꽤 된다. 새 지역에서 개원을 눈여겨본 동네 어르신들이 우르르르 진료받아보러(?) 오시면서 정신없는 나날이 시작되었다. 새 인연들이 생겨났다. 그리고 정신을 추스르고 에너지를 끌어모아 비로소 실신에 관한 정보를 담은 홈페이지도 제작하였다. 그렇게 몇몇 달이 흐르고, 점차 안정되면서 실제 내가 목표하던 질환 환자가 하나둘 찾아오기 시작하였다.

이제야 내가 정말 하고 싶던 진료를 하게 되었다.

실신 후에는
1주일씩 누워 있어야 해요

잠실 이사 이후로는 확실히 질환 환자를 많이 보게 되면서 실신 치료 사례가 많아지고 있었다. 가볍게 한두 번 실신한 후 깜짝 놀라 다급하게 찾아와보는 환자도 있었고, 오랜 기간 고생하다가 드디어 발견하였다며 찾아오는 환자들도 있었다. 잠실에서 정식으로 실신 홈페이지를 만들고 나서 2~3년 사이에 증상이 심한 환자가 훨씬 더 많았던 것 같은데, 치료를 한다는 병원을 찾지 못하고 수년씩 힘들게 살다가 어느 날 생겨난 내 한의원 홈페이지를 만나보고 오는 환자들이 많아서 그랬던 것 같다. 아니면 현재의 내게 이제는 더 이상 실신 환자가 새롭고 긴장될 만하지 않아져서(?)일 수도 있다.

하루하루 새롭고 신기하던 어린 시절의 시간과 뭐든지 익숙하고 새로울 것 없는 심드렁한 중년의 시간이 얼마나 다른지 체감해보면 소름이 돋는다. 각종 물리학 분야 책을 읽어보면 물리학자인 저자들이 저마다 왜 나이가 늘면 시간이 빨리 흐르는지를 나름대로 진지하게 설명하고 있는데, 지금은 그들의 설명은 머리에 안 남아 있지만, 이건 알 수 있었다. 저명한 물리학자인 그들도 나이 들어 빨라지는 시간의 흐름을 체감했던 것이 꽤나 충격적이었던 게로군! 그러니 다들 자기 책에 왜 그럴까 열심히 사유한 결과물을 설명하고 있겠지. 나 같은 경우는 이미 십수 년째 자영업을 하고 있으니 어김없이 시작하고, 끝나는 한 달 한 달을 결산하는 것이 일이었고, 그 매달 결산이라는 것이 상당한 스트레스이기도 했는데, 요즘에는 과거에 느끼던 30일과 지금의 30일이 너무 달라 당혹스럽다. 한 달이 슝슝슝 흐른다. '에이그, 나도 이젠 정말 늙었나 봐.' 하다가도 수년 전과는 달리 내 일이 단정되고 익숙해지고 쉬워져서, 시간이 그만큼 더 쉽게 흐르고 있다는 것도 인정하지 않을 수 없다.

너무 딴소리가 많아졌는데, 아무튼 이 시기에는 나름 증상이 심하고 어려운 환자가 상당히 많았고, 그만큼 기억에 남는 환자도 많았다. 이 환자분을 만났던 때는 한의원을 잠실로 옮기고 나서 두 번째 해였다. 화려한 분위기의 30대 초반 여자분이 실신을 주소증으로 왔다. 내 주변에서 흔히 볼 수 없는 분위기에 뭐하는 분일까 궁금했는데, 알고 보니 의류 업체 대표였다. 상당히 젊은 나이인데 이렇게 열정적으로 자기 사업을 일구어 내고 운영하고 있다니 감탄스러웠다. 모든 청소년에게 공부와 대학 입시만이 최선의 길인 것처럼 제시하는 한국 사회에서 공부가 아닌 다른 길을 일찍이 찾아내어 내달렸다는 것이 나의 감탄을 자아냈다. 그래서 아마도, 본 적도 없는 이분 어머니께 감정 이입 되어 딸을 얼마나 자랑스럽게 여기실까 생각했던 것 같다. 자신의 꿈이 무언지를 파악해내고, 그 꿈을 좇아 열정을 불태우는 사람은 멋지다. 여기 내 앞에 있는 이 환자는 멋진 사람이다. 다만 아마도 그 열정이 과해 몸이 많이 상했나 보다. 건강 상태는 상당히 안 좋았다.

이분은 특징적으로 실신을 하고 나면 어지럽고, 먹기 힘들고, 기운 없는 후유증으로 일주일간 거의 누워 지내야 했다. 그런데 실신이 한 달에 한 번꼴로 발생하니 생활이 힘들어져 있었다. 미주신경성 실신은 교과서적으로는 1분 이내의 짧은 의식 소실이 있다고 보는 편인데, 환자들을 많이 만나다 보니 의식 없는 시간이 정말 길어지는 환자들을 꽤 보게 되었다. 몸 상태가 안 좋을수록 의식 없는 시간이 30분도 되고, 1시간도 될 수 있었다. 그와 비슷하게 실신 경험을 한 후 금방 아무렇지도 않게 컨디션을 회복하는 사람들도 있는 반면, 반나절 정도 어지럽고 메슥거리거나 두통감이 지속되는 사람들도 있고, 며칠씩, 혹은 일주일씩, 혹은 몇 달씩 계속 저조한 컨디션과 두통 등에 시달리는 경우도 있다. 이분은 실신 후 후유증이 상당히 심하고 오래 지속되는 타입이었다. 실신을 한번 겪고 나면 일주일씩 누워 지내야 했는데 설상가상으로 실신도 잦아져 한 달에 한 번씩 실신을 겪었고, 실신까지 이어지지는 않더라도 이틀에 한 번꼴로 쓰러질 듯한 어지러움과 메스꺼림 등을 겪으니 거의 생활을 할 수가 없을 지경이 되었다. 2016년도부터 이러한 증상들이 심해져 지속되었고, 나를 찾아온 것은 2017년 5월이었다.

"대학교 2학년 때 처음으로 제가 미주신경성 실신 증상이 있다는 것을 알게 되었습니다. 밤중에 갑자기 앞이 아득해지고 식은땀이 나다가 구토 증세인가 해서 화장실로 가려던 중 정신을 잃고 쓰러졌습니다. 가족들이 놀라 그 뒤 대학병원에 데려갔고 미주신경성 실신이라는 진단을 받았습니다. 그러나 별다른 치료법이 없어 그 뒤로는 일상생활로 돌아가 잊고 지냈습니다. 건강에 문제가 없고 컨디션이 좋을 때는 증상이 한동안 없었지만 그 뒤 독립하여 서울에서 생활하면서 바쁘게 일하거나 힘든 스케줄이 있을 때에는 다시 그 증상이 시작되고 쓰러지는 일이 잦아졌습니다. 이번 년도 초에 미주신경성 실신 증상을 두 번이나 겪게 되어 이제는 생활이 불편하고 우울감마저 들었습니다. 쓰러짐 이후에 후유증으로 머리가 아파서 침대 밖을 벗어나 걷는 것조차 힘들었습니다. 그런 증상이 일주일씩은 지속되었습니다. 전 원래 긍정적인 사람이지만 몸이 아플 땐 사람이 한없이 작아지고 의욕이 없어짐을 느꼈습니다."

증상을 좀 더 자세히 들어보니 평소 체력이 매우 약할 뿐 아니라, 소화 기능이 매우 약하여 자주 체하고, 차멀미도 매우 심하다. 비행기 이륙 직전 긴장감이 오르면서 실신했던 경험도 있는 것을 보니 공황장애 양상도 언뜻 보였다. 내달렸을 수년의 시간 동안 몸이 서서히 축나 지금은 이렇게 삶이 멈춘 듯했다. 그렇다고 다 내려놓고 어느 한적한 곳에서 수년간 요양을 하며 서서히 에너지를 되찾아야 하는 것은 아니다. 여기 한의학이 있다.

실신 자체가 부차적일 정도로 평소 몸의 전반적인 건강 기능이 모두 안 좋았던 이 환자는, 2017년 5월 26일부터 소음인의 소화력을 살려내고, 기혈을 보강하는 치료를 시작하여 첫 주부터 양호한 호전 경과를 보였다. 실신 전구 증상 후 만성적으로 며칠씩 있던 오심 구토감이 일주일 만에 많이 편해졌다. 그러나 첫 주에는 미주신경성 실신과는 별개로 늘 평소에도 편도 비대가 있고, 편도선염도 매우 잦아 한 달에 한 번은 편도선염을 포함한 몸살을 겪는 편이라고 하는데, 그 여파로 오한, 근육통, 두통 등으로 누워 지냈다고 한다. 3주 차가 되어 내원하였을 때는 편도선염도 없고, 실신 전구 증상도 없다며 "안 아프니까 너무 좋아요!" 한다. 7월 중반까지는 가끔 삼겹살을 먹고 나면 설사를 한다거나, 일주일간의 해외 출장으로 비행기 멀미를 해서 몸이 안 좋아서 쉬었다는 이벤트들이 있으나 대체로 양호한 편이었다. 그 이후로는 점차 극심하던 차멀미가 좋아지고 있다고 전해준다. 멀미도 좋아지고, 어지러움도 없어졌다. 8월 중반 즈음 되자, 몸이 따뜻해지면서 컨디션도 상당히 좋다고 표현한다. 물론, 너무 잦던 전구 증상도 전혀 없고, 두통도 없다. 9월 초까지 전반적인 신체 기능이 정상화되어 호전된 컨디션을 유지하는 것을 확인하고 증상에 비해 비교적 짧고 명쾌했던 치료 과정을 마칠 수 있었다.

삶의 활력을 다시 찾고, 아파서 누워있던 시간들을 이제는 일하고 여가를 즐기는 데 쓸 수 있어서 너무 행복하다고, 환자분이 하셨던 말이 기억난다. 이렇게 나는 어느덧, 환자들에게 꽤나 쓸모 있는, 도움을 주는 진료를 하고 있었다.

차멀미와 식곤증도 소화력을 보강하면 좋아집니다

이분은 소화력이 약한 소음인 체질로, 본인의 사업을 운영하면서 긴장과 과로 상황이 이어져 미주신경성 실신이 빈번히 발생하게 된 케이스입니다. 소음인은 세심한 성향에 꼼꼼한 완벽주의적 성향이 있는 체질입니다. 스트레스가 생겨나면 쉽게 소화 기능이 약해지고, 영양 흡수를 담당하는 1차적인 소화 기능이 원활하지 못하니 몸이 냉하고, 체력이 약한 사람도 많은 편입니다. 평소에 '멀미가 심한' 사람들은 한의학적으로 소화 기능이 약한 것으로, 체질에 맞추어 소화력을 살려주면 멀미가 좋아지게 됩니다. 이분의 경우 극단적으로 소화력이 저하되어 하루 반 동안이나 물 외에는 음식을 먹지 않아도 배고픈 느낌을 못 느낀다고 했습니다. 소음인의 경우 소화력이 약하다 보니 약한 소화 상태에 맞추어 소식 경향으로 자리 잡는 경우가 많고, 많이 먹지 않으면 크게 소화가 탈 날 일이 적어져 "나는 소화는 그다지 문제없다"고 인식하고 사는 분들도 많습니다. 환자가 소화 불량에 대한 적극적인 호소가 없어도 자세히 살펴보고 판단해야 합니다. 따라서 이 환자분은 치료를 진행할 때에도 기본적으로 소화 기능을 강화하고, 기력을 보강하면서 사업에 치중하느라 불규칙했던 식습관을 고치고, 질 좋은 식사를 하며, 찬 온도의 음료를 제한하였습니다. 이 환자분은 특징적으로 식후에 심장이 두근거리는 양상이 있었는데, 이는 평소 매우 적은 에너지 양, 혈액량으로 신체가 운영(?)되다 보니 음식물이 위장에 들어와 소화를 위해 위장으로 공급하는 혈액량을 늘리니, 그 외 상체 등으로 공급되는 혈액량이 줄어들고 부족해져 심장이 이를 보상하기 위해 더 심장이 두근거리게 되는 것이라고 이해해야 합니다. 기력을 보강하고, 혈액을 보강하면서 점차 에너지가 넉넉해지면 식후 두근거림이 호전됩니다.

식곤증도 이런 맥락에서 이해하면 치료가 잘 됩니다. 평소 소화력이 약해져 있고, 소화기관을 운영하는 데 필요한 기혈이 부족한 사람은 음식이 위장에 들어와, 잠시 쉬고 있던 위장을 작동시키기 시작하면 뇌, 근육 등으로 공급되는 혈액량이 상대적으로 줄어들 수밖에 없습니다. 이 때문에 식사 후에는 근육이 나른해지고, 뇌에 산소 공급이 줄어들면서 졸음이 생겨나는 것입니다. 따라서 평소 약한 위 기능을 보강하면서 기혈을 보강하여 전반적인 기력을 향상시키면 식곤증이 호전됩니다.

이분의 경우, 소화력과 함께 빠르게 몸이 회복되면서 빈발하던 실신 전조 증상이 없어지고, 신체 활력이 생겨나고 멀미도 좋아졌습니다. 한약은 이렇듯 소화 기능이 매우 약해, 식사량이 매우 적고 이로 인해 체력이 약하고 성활이 불량한 환자에게는 드라마틱한 효과를 내는 편입니다. 현대 의학은 아직 갖추지 못한 한의학만의 강한 장점이라 할 만합니다.

잘 지내고 계셔요?

불과 며칠 전 진료 도중 데스크에서 메모가 왔다.

"△△년생 ○○ 어머님이 전화 달라고 하세요."

차트를 열어보니 내가 기억하는 그 환자가 맞다. 반가웠다. 진료가 조금 쉬어 가는 시간을 이용해 무언가 설레고 긴장되는 마음으로 전화를 걸어본다. 전화벨 소리가 몇 번 반복해 울리고 통화가 연결된다.

"☆ 한의원 염 원장인데요~ ○○ 어머님이세요?"

아, 아니랜다. 하하. 얼른 보니, 내가 전화번호를 잘못 눌렀다. 아이고. 내가 또 잘못 걸었다. 부끄러운 마음을 얼른 털어내고 다시 전화번호를 확인하고 꾹 꾹 꾹 누른다. 이번에는 전화벨이 한두 번도 안 울려 통화가 연결된다. 그리고 에너지를 실은 반가운 목소리가 들려온다.

"선생님~~~~ 잘 계셨어요?!"

아, 바로 이 목소리다. 이 목소리에 환자의 보호자였던 어머니의 얼굴과 표정까지 차례로 떠오른다. 너무 반갑다. 한참 하이톤으로 서로의 안부를 묻는 인사말이 오간다. 그리고 어머니는 질세라 속사포처럼 다음 말을 쏟아낸다.

"어머~~ 선생님 덕분에 우리 ○○가 그 이후로 한 번도 증상 없이 잘 지내고 있어요~~ 원하는 대학도 잘 가서 지금 대학교 2학년이에요~~ 옆에서 남편이 선생님께 안부 전해 달라네요!"

나는 수화기를 귀에 대고 한껏 웃어 광대가 올라간다. 아마도 이 어머니께도 내 광대 승천이 보였겠지? 그 사이 증상 없이 건강하게 잘 지내고 있었고 대학도 잘 갔다는 기쁜 소식. 이번에 맹장 수술을 하게 되어서 퇴원 후 회복 차 보약을 먹으려고 전화를 주셨단다. 차트를 다시 주욱 살펴보니 이 환자를 처음 봤던 것은, 2017년도 6월이었다.

벌써 4년 전이네, 내 기억으로 아이는 고1이었다. 당시 2월에 처음 실신을 겪었는데, 이후로 한 달에 한 번 혹은 두 번씩 학원이나 학교에서 빈번하게 실신하고 있었다. 그런데 더욱 심각한 것은 전구 증상도 없이 순식간에 실신을 해버리고, 다시 의식을 찾고 깨어나기까지 1시간이나 걸리고, 실신 이후에는 일주일 동안 어지럽고 두통이 있고,

심지어 일주일간 걷지 못할 때도 있었다. 서울의 대형 병원에서 기립경 검사, 심전도 등을 다 진행했으나 미주신경성 실신이라는 진단명만 받고, 약도 받을 수 없었다. 3월부터 타 지역 한의원에서 한약을 3개월째 복용 중인데도 나아지지 않자 나를 찾아왔다.

미주신경성 실신으로 쓰러지고 나서 의식을 회복하는 데 이렇게 오래 걸리는 케이스는 이때 처음 보았다. 교과서적으로는 1분 이내의 짧은 의식 소실 이후 금세 의식이 돌아온다고 되어 있었는데 무려 1시간이었다. 어머니는 이런 상황이 반복되니 응급실에서 수액을 맞고 있는 상황에서 의식이 제대로 회복되지 못하는 모습을 동영상으로 찍어놓아 나를 보여주었는데, 영상 속 아이는 이름을 부르면 고개를 돌려 쳐다보기는 하나 말을 하지 못하기도 했고, 눈물을 흘리기도 했다. 간단한 이름 정도는 물어보면 대답을 하기도 하는데 아이는 기억을 하지 못했다. 아이는 아무것도 아닌 상황에서 실신을 반복했다. 학원에서 수업을 듣다가, 친구와 운동장을 걷다가 실신을 하였고, 심지어는 학교 쉬는 시간에 엎드려 자다가도 실신으로 이어졌다.

이때는, 나도 비교적 실신 치료가 아주 무르익지 않았던 때였는데 아이의 증상이 너무나도 심했고, 그만큼 보호자분도 너무 절실하고 다급했던 터라 내 기억에는 치료 과정이 상당히 길고 어렵고 강렬했던 느낌으로 남아 있었다. 그런데 지금 와서 차트를 다시 살펴보니 꽤나 빠르고 무난하게 잘 나아 치료를 시작한 지 3주 만에 이미 대부분의 증상이 좋아지고 학교에서 늘 있던 단순하게 어지러운 증상조차 없어지고 컨디션이 좋아지기 시작하여, 2달 후 2학기가 시작되면서는 학교 수업과 방과 후 체력적으로 힘든 예체능 학원 스케줄을 모두 소화하기 시작했다. 대략 4달 분량의 한약으로 치료를 일단락 짓고 쉬었다가 다음 해 봄에 1.5개월 분량의 한약을 추가로 복용한 후 이후로 소식이 없었던 거다.

이때부터 내가 이 처방을 활용했었구나? 지금 차트를 리뷰해보니 이 아이를 통해서 당시 내 처방이 발전하고 다듬어져 가는 모습이 보인다. 당시 아이는 고등학교 1학년이 되면서 진로를 예체능 쪽으로 정해 학교 수업과 밤 시간까지 강하게 진행되는 방과 후 학원을 병행하면서 체력이 급격하게 소진되고 있었던 터였다. 그러면서 실신이 빈발하기 시작했고 이로 인해 학교와 학원 생활이 모두 힘들어지자 어머니도 마음이 상당히 다급해진 모습이었다. 인생의 방향을 짓는 중요한 고등학교 시기였고, 치료하는 한 달 두 달 만에 빠른 호전을 보이고 있었지만 개학을 하면 재개되는 학교와 학원 스케줄을 소화할 수 있을지 노심초사하고 계셨다. 나도 덩달아 아이가 그 스케줄에 맞추어 정상 컨디션을 모두 회복할 수 있을지 걱정을 많이 했었던 것 같다. 아닌 척

했지만 나도 쫓기는 듯한 마음으로 진료를 하고 있었던 게다. 걱정에 걱정을 거듭하는 어머니를 달래 가며 조금만 더 치료하면 된다고, 좋아질 거라고, 괜찮아질 거라고 그렇게 다독여가며 치료를 진행하던 기억으로 가득하다.

그랬다. 그땐 그랬다. 그리고 아이는 무탈하게 자기가 가고자 하는 길을 잘 밟아 어엿한 대학생이 되어 있었고, 아이의 힘들던 시기를 으쌰으쌰 같이 헤쳐 나가던 어머니와 나는 이렇게 반갑게 잘 지내고 계시냐고 하이톤으로 안부 인사를 쏟아내는 사이가 되었다.

피를 보고 쓰러지는 간호학과 학생

"간호학과 학기 중 대학 병원 첫 실습을 나갔다가 피가 많이 묻은 거즈를 보고 실신 전조 증상을 느꼈고 앉아 있어도 회복이 되지 않아 쓰러지게 되어 응급실을 통해 심장내과 진료, 기립경 검사를 받았고 미주신경성 실신을 진단 받았습니다. 첫 실신은 중학교 3학년 때 새벽 늦게 잠이 들고 아침밥을 거르고 학교에 가서 전조 증상을 느끼고 교실에서 쓰러졌습니다. 하지만 그 이후로도 생리를 하는 기간에 생리혈이 갑자기 많이 나올 때, 통증이 심할 때 실신을 경험했고 그 이외엔 실신이 발생하지 않아 대수롭지 않게 여기고 수차례 대학 병원 응급실을 방문했지만 진단을 받아보려는 생각은 하지 않았습니다. 그런데 실습 중 하루 종일 서 있고, 긴장한 상황에서 실신을 하여 의식이 들고 나서 호흡 곤란과 양손이 안쪽으로 돌아가 마비가 된 증상을 겪고 그제서야 늦게 진단을 받고 미주신경성 실신임을 알게 되었습니다."

이 학생은 치료를 다 마치고 나서 과거의 아팠던 과정을 이렇게 정리하여 적어주었다. 먼 지역에서 내원하던 경우라, 치료를 진행하는 5달 기간 동안 직접 내원하는 횟수는 몇 번 되지 않아 대부분의 경우 전화나 메신저를 통해 경과를 파악하고 있었는데도 내 마음은 이 환자에게 많이 닿아 있었다. 처음 진료실에서 만났을 때 이 학생은 한눈에 보아도 하얀 피부에 마르고 약한 모습이었다. 오 헨리 〈마지막 잎새〉의 소녀를 연상시키는 모습이었는데, 혹시 이 학생이 이 글을 읽게 된다면, "그 정도는 아니었는데요, 원장님!" 하고 항변할지도 모르겠다. (그냥 내가 보기에는 그런 느낌이었어요.) 치료를 진행하는 내내 나에게는 '이 환자분을 반드시 낫게 해주고 싶다. 꼭 잘 나았으면 좋겠다.'는 간절함이 있었다. 2018년도 여름에 왔던 환자이니, 이미 다양한 케이스를 경험해보고 치료에는 자신감이 붙어있는 시기였는데도 꼭 고쳐주고 싶다는 간절함이 있으니 혹시라도 잘 안 나을까, 모든 치료에서는 늘 100%를 자신할 수 없기에 마음이 쓰였다.

20대 초반의 이 환자는, 중3 때 처음 미주신경성 실신을 겪었다고 했다. 현재까지 실신 전조 증상은 한 달에 1~2회, 실신은 3개월에 1회가량 발생한다고 하니 발생 빈도도 상당했다. 2018년 1, 2월에는 치킨, 맥주를 먹고 일어나다가 전조 증상 없이 바로 실신이 발생했었다. 전조 없이 바로 실신이 발생하는 것은 몸이 상당히 안 좋을 때다.

또 4월에는 병원 실습 도중 피를 보고 나서 전조 증상이 나타나 안정하였음에도 실신으로 이어졌다. 실신 없이 전조 증상만 발생하는 경우도 많은데, 시험을 보다가 전조 증상을 겪기도 하고, 생리통이 심해도 실신 전조를 겪는다. 다만 피를 볼 때만 실신이 나타나는 것이 아니라 내가 다양한 환자를 통해 경험했던 모든 양상의 실신을 다 갖고 있는 것 같았다. 실신에 관련된 양상뿐만 아니라 평소 편두통, 기립성 현훈, 수면불량, 만성 피로, 생리통, 알레르기성 비염, 만성 소화불량, 과민대장 증후군 등을 동반하고 있었다. 이 정도면 안 다른 데가 없구나 - 싶은 수준이다. 간호학과 학생이라고 하는데, 내가 알기로 간호학과는 공부량도 상당하고 실습 과정도 힘들었다. 학교를 졸업하고 간호사로서 활동하면 더더욱 힘들 텐데 이런 몸으로는 무리였다. 이런 몸으로는 간호사의 진로를 그대로 이어갈 수 없어 보였다. 나아져야 했다. 힘든 과정에서 속수무책으로 쓰러지는 몸을 다시 일으켜 세우고자 이 학생은 나를 찾아 이곳에 왔다. 힘들다고, 아프다고 포기하지 않고 스스로 해결책을 찾고자 한 마음이 멋있었다. 꼭 건강해져 과정을 마칠 수 있기를 기원했다.

이 학생은 몸은 〈마지막 잎새〉 타입이었지만, 체질은 소양인이었다. 허약한 소양인이다. 소양인은 상식적으로는 역삼각형 몸매에 에너제틱하고 열이 많은 체질로 교사되고 있지만, 소양인도 몸이 약해지면 소음인마냥 소화기도 정말 약해지고, 냉증 양상도 보이게 된다. 자칫 소음인으로 오진하기 쉬운 케이스다. 같아 보이는 증상도 체질을 어떻게 감별하느냐에 따라 전혀 다른 한약 처방이 전개되니 치료 초반 체질 감별이 정말 중요한데, 이런 점이 한의학, 체질 의학의 어려운 점이기도 하고 경쟁력을 갖게 하는 구별점이기도 한 것 같다.

다행히 체질 감별은 잘 되었고, 증상도 처음부터 무난하게 호전되기 시작했다. 처음 치료를 시작하고 3주 즈음 지나자 자주 발생하던 기립성 현훈의 빈도가 줄어들고, 소화 기능이 매우 저하되어 있어 식욕도 전혀 없다시피 하던 것도 점차 좋아져 식욕이 생겨나고 소화 불편감도 편해지기 시작하였다. 항상 잘 붓던 목(인후)이 편해지고, 오래되었던 기침도 없어졌다. 오래된 잔기침이나 기관지가 예민해서 목이 간질간질하며 숨 쉬기 불편한 양상으로 불편을 겪는 사람들이 꽤 많은 편이다. 보통은 감기에 걸려서 1~2주일 앓고 난 후 다른 감기 증상들은 다 좋아졌는데 잔기침만 남아 더 낫지 못하고 수개월, 수년째 지속되기도 하는데 체질에 맞추어 기관지를 촉촉하게 보강하면서 담을 제거하면 상당히 잘 낫는 편이다.

치료를 시작한 지 한 달 반 즈음 되자 기립성 현훈은 더욱 좋아져 좀 있기는 하지만 미약하게 지나가는 수준이 되고, 늘 고질적이었던 과민성 대장이 회복되면서 잦던 설사와 잘 차던 가스가 없어졌다. 그리고 드디어 단성적이던 아침 피로감도 서서히 좋아지기 시작한다. 생리통을 줄이는 것을 목표로 기존 체질 처방에 소양인의 하단전 어혈을 풀어내는 약재를 추가하여 진행하였고, 치료를 시작한 2달 즈음이 되자 생리통이 호전되어 생리 첫째 날부터 셋째 날까지 하루 3회씩 먹던 진통제를 안 먹을 수 있게 되었다. 그 다음 달 생리통도 역시 괜찮았다.

이 학생은 늘 고생스럽던 생리통이 호전되자 정말 신기해하면서 어떤 한약재가 들어갔는지 상당히 조심스럽게 물어본다. 한약으로 생리통이 이렇게 낫는다니 정말 신기하다, 의아하다 - 이런 분위기가 전해져 온다. 현대 의학의 전반을 배우고 있는 간호학과 학생으로서 궁금했나 보다. 처방은 별 다르지 않았다. 소양인의 하단전을 보강하면서 순환력을 살려내고, 어혈을 풀어낸다는 약재인 목단피를 활용하였다. 한의사로서 치료를 진행하다 보면 대체 어떻게 낫는 건지 의아하다는 반응을 종종 만나게 된다.

나도 한의사지만 한의학이 늘 신기하고 감탄스럽다. 옛사람들은 어떻게 이 모든 것들을 알고 있었을까? 내가 한약을 써서 치료하면서도 그 효과가 신기하다. 나도 그러한데, 환자들이라고 안 신기할 리가 없다. 때로는 의아하다 - 를 넘어서, 의심스럽다 - 라는 분위기까지 나올 때도 있다. 어떤 환자는 불면증이 심해서 왔는데 한약을 복용하고 일주일 안에 너무 많이 자게 되었다며, 도대체 한약에 무얼 넣었냐며 정말 공격적인 분위기를 띠고는 온 가족이 따지러 왔던 경우도 있었고, 기력이 너무 없어 조금만 걸어도 숨이 차서 걷기 힘들고, 기침이 난다며 오셨던 80대 할아버지도 한약 1, 2제 만에 밭일도 할 수 있게 되니 주변 동네분들이 그 한의원 이상한 약 썼을 수 있으니 조심하라는 말들을 해서 할아버님이 나한테 한약에 무얼 넣었는지 조심스레 물어보시던 기억도 있다.

그 불면 환자의 심한 불면을 단숨에 치료한 약재는 산조인으로, 야생 대추의 씨앗이었다. 한의사라면 누구나 흔히 사용하는 가장 기본적인 약재다. 불면증으로 인해 잠을 장기간 거의 못 자던 환자들은 몸이 이완되어 잠을 잘 수 있게 되면 그동안 못 잤던 잠에 대한 보상으로 한동안 수면량이 늘어나 잠을 정상보다 많이 자게 되는데, 1~2주 정도 충분히 수면을 취하고 나면 다시 정상적인 범주의 수면 패턴으로 돌아오게 된다. 이 환자도 그런 경우였는데, 온 가족이 득달같이 달려와 한약에 대체 무엇을 넣었냐며 따지니 더 이상 이 환자와 그 가족들을 보고 싶지 않아 설명도 않고 약값을 환불해서 보내 버렸던 기억이 있다.

체질에 정확하게 잘 맞아 들어가는 보약은 드라마틱한 회복 효과를 보이는 경우도 많다. 80대 할아버님의 경우, 한의학적 시각에서 봤을 때 복잡한 다른 증상 없이 딱 기력만 저하되어 있었기에 폐, 대장 기력만 중점적으로 보강하니 숨차서 걷기도 힘들던 고령의 환자분이 한 두 달 만에 밭일도 할 수 있게 되었다. 어쩌면, 이런 경험들은 당시 내가 "이런저런 경과를 거쳐서 이렇게 좋아질 겁니다~"라는 예후 설명을 열심히 강조하지 않았던 것과 "한약이 그렇게 잘 나을 리가 없다"라는 세간의 편견(?)이 결합되어 생겼던 해프닝이었던 것 같다. 개인적으로는 한의사로서 환자를 치료하고 경험할수록, 한의학이 경이로울 때가 많다. 인류의 모든 학문이 점점 더 빠른 속도로 발전하고 있으니, 언젠가는 주류 의학에서 한의학적인 치료 개념들, 결과물들을 이해하고 통합하여, 인류의 의학이 더 발전할 때가 있지 않을까.

말이 길어졌다. 다시 위 학생 케이스로 돌아가면, 미주신경성 실신은 소화 기능이 저하되어 있는 상태에서 복통이 유발될 때 미주신경이 자극되어 실신이 일어나기도 하고, 생리통이 극심하여 이로 인한 통증으로 자극되어 실신이 유발되기도 하므로 신체 전반적인 통증을 근본적으로 치료해 놓는 것이 중요하다. 결국은 온전한 건강 상태가 되어야 실신에서 벗어날 수 있다.

"저는 두 번째 실습, 세 번째 실습 모두 실신하지 않고 잘 마무리할 수 있었고 드디어 치료를 마무리하는 오늘 전 정말 다시 태어난 것처럼 매우 건강해진 몸이 되었습니다."

실신 치료에 요령은 없습니다
몸의 기능을 한 단계, 한 단계 모두 살려내는 것이 치료법입니다

이 학생의 체질은 소양인 허증이었습니다.

치료를 시작하고 3주 즈음 지나자, 기립성 현훈의 빈도가 줄어들고, 식욕이 생겨나고 소화 불편감도 편해지기 시작합니다. 항상 잘 붓던 목(인후)이 편해지고, 오래된 기침도 없어졌습니다. 치료를 시작한 지 한 달 반 즈음 되자 기립성 현훈은 더욱 좋아져 미약하게 지나가는 수준이 되고, 과민성 대장이 회복되면서 잦던 설사와 잘 차던 가스가 없어졌습니다. 만성적이던 아침 피로감도 서서히 좋아지기 시작합니다. 2달 즈음이 되면서는 생리통이 호전되어 생리 첫째 날부터 셋째 날까지 하루 3회씩 먹던 진통제를 안 먹을 수 있게 되었습니다.

9월이 되어 환절기가 되면서 알레르기 비염 증상이 심화되자 중간에 비염을 목표로 한 처방을 2~3주간 진행하여 비염도 개선하였습니다. 치료를 시작한 지 3달 정도가 된 2018년 10월 10일에는 잠드는 데 늘 1시간씩 걸리던 것도 좋아져 입면난 없이 잘 수 있어졌습니다. 수면의 질이 좋아지면서 고질적이던 아침 피로감도 없어집니다. 평소 한 달에 1~2번은 늘 있던 편두통도 한약 복용을 시작한 7월 이후로는 거의 없었습니다. 9월 가을 학기를 개강하면서 다시 병원 실습이 있고, 피를 보게 될 상황도 계속 있었으나 점차 견딜 만해지면서 실신으로 이어지지 않았습니다. 중간에 평소 음식 알레르기가 강한 게장을 먹고 복통이 발생하여 실신이 1회 있었으나 이 특수 상황을 제외하고는 전반적으로 신체 컨디션이 모두 향상되면서 학기를 잘 지낼 수 있게 되었습니다. 11월 초반이 되어 목표했던 모든 증상(실신, 기립성 현훈, 과민대장, 소호불량, 비염, 편두통, 생리통, 입면난, 아침 피로감)이 양호한 것을 확인하고 치료를 종료하였습니다. 이렇게 5달 분량의 치료를 진행하였습니다. 걱정되던 2학기의 힘든 병원 실습 생활도 버텨낼 만한 체력을 찾고, 이로써 실신을 방지할 수 있었습니다.

제법 긴 치료 과정을 이렇게 간략히 정리해 놓고 나니, 마치 한약이 만병통치약 같네요. 하지만 그 치료 과정에서는 불안을 치료하기 전에 먼저 체력을 최대한 보강하고, 이후 심장열을 풀어내는 처방으로 바꾸어 불안을 해결하고, 냉해져 있는 기관지를 따뜻하게 보강하고 가래를 풀어내고 만성적인 기침을 해결하는 과정도 있었고, 체표까지 체온 전달이 잘되도록 하는 처방으로 비염을 목표하여 치료하기도 하였습니다. 또한 하단전을 보강하여 하체 순환이 살아났는데도 생리통이 여전하자 어혈 풀어내는 약재도 추가하여 생리통을 타깃으로 하기도 하였고, 얕은 수면을 치료하기 위해 과긴장된 심신을 이완시키는 약재를 활용하기도 하였습니다. 20대 초반 여학생인 데다가, 몸이 너무 안 좋아 힘든 학습 과정을 버텨내지 못하고 있는 상황이라 저도 정말 최선을 다하여 치료에 임했습니다. 여름 방학 동안의 치료가 지나고, 개학이 다가오자 저도 이분이 힘든 교과 과정에 몸이 힘들어져 증상이 재발할까 긴장하기도 했었습니다. 환자분도 잘 따라주어, 다행히 치료 과정이 순탄한 편이었습니다.

결혼 8년 만의 임신

이분을 처음 봤던 것은 2019년 여름이었다. 비교적 최근까지도 계속 만나보던 환자라 당연히 잘 기억하고 있지만, 실은 나름 탑클래스 실신 환자분이라 잊으려야 잊을 수가 없기도 했다. 작고 마른 체구에 상냥하게 웃는 얼굴로 빠르게 조곤조곤 말하는 30대 후반의 여성분이었다. 내원 첫날 원장실에 입장하여 딱 자리를 잡고 앉으셔서 그간의 히스토리를 조곤조곤조곤 늘어놓는데 그 모든 히스토리를 차트에 빠르게 타이핑하며 듣고 있자니 나도 모르게 아득해져 한숨부터 나왔다. 분명히 그날 남편분도 같이 오셨던 것 같은데, 내 기억에는 잘 없고, 이분의 아득한 설명만이 가슴 가득가득 남아 있었다.

그녀는 2년여 전부터 실신 증상이 심해져서 2주에 1회씩 실신을 하게 되고, 심할 때는 1주 1회 간격이 되기도 했다. 꼭 실신이 아니어도, 실신할 듯한 어지러운 증상은 수시로 있다. 두 군데 상급 병원에서 기립경 검사를 진행하여 양성이 나왔고, 그 외 뇌파검사, 심전도, 심초음파 등에서는 이상이 없어서 기립성 저혈압과 미주신경성 실신 진단을 받았다. 2019년 7월에 다시 기립경 검사를 했는데 실신 반응이 좀 더 빨리 나오고, 몸이 안 좋아서 일주일간 입원을 하기도 했으며, 중증 근무력증 약을 쓰자는 소견도 들었다. 학교 선생님이신데, 일을 쉬는 여름 방학 기간에도 동일하게 실신이 발생했고, 그래서 가을부터 다음 봄 시작 전까지 5개월간 휴직을 하고 쉬는 기간을 갖다가 다시 복직하였으나 다시 또 매일 힘든 증상이 나오고, 쉬는 시간에는 누워있어야 했다. 수업을 하느라 서 있으면 심할 때는 4~5회까지 시야가 캄캄해지는 증상이 나타나고, 복도를 걷다가 실신하기도 한다.

수업 도중 시야가 캄캄해지는 경우가 워낙 잦으니 이분도 일상적으로 대처를 하게 되어 "어, 얘들아 잠깐만~ 선생님이 앞이 좀 안 보이네?"라면서 고개를 숙이고 앉아서 잠깐 안정을 하면 회복되어 다시 수업을 이어간다고… '아이구야, 심상치 않구나' 이 말이 실제 입 밖으로 나올까 봐 나는 잠깐 긴장한다. 또다시 병력을 들어본다.

평소 한 달에 3~4회 정도 편두통이 있어서 알모그란정(편두통 약)을 복용하고 있고, 소화력이 매우 약하여 잘 체하는데, 그 정도가 상당히 심하다. "제대로 된 식사(밥)를 하고 나면 어지러워서 기어가야 해요."라고. 학교 급식을 먹으면 어지러워서 급식을 안 먹고, 샐러드나 죽을 틈틈이 소량으로 나누어서 먹는다고 한다.

 밥을 먹으면 기어가야 한다? 처음 들어보는 얘기였다면 당황했을 수 있겠지만, 난 이미 수년 전 이런 환자를 본 적 있었다. 실신 환자는 아니었는데, "저는 밥을 먹으면 어깨가 너무 아파져요 –" 하는 환자였다. 당시의 나는 '이게 무슨 뚱딴지 같은 소리야, 밥을 먹었는데 어깨가 왜 아파져?'라고 생각하고 그 순간에는 무심히 지나쳤지만, 그 환자의 말을 듣고 나서 나 자신을 유심히 관찰해보니 평소 뻐근하게 아프던 어깨가 식사를 하고 나면 좀 더 뻐근하게 느껴지는 경향이 있었다. '아, 소화기를 작동시키느라 어깨 근육으로 혈액 공급량이 줄어들어 더 뻐근해지는구나!' 이 환자는 평소 너무 몸도 약할 뿐만 아니라 과도한 긴장으로 근육통이 극심했고, 소화기 기능 또한 극심하게 저하되어 있으니 식사를 하고 나면 허약한 소화기가 그나마 작동하느라 어깨 쪽 혈액 공급량이 줄어 통증이 더 강화되고, 환자는 그 통증이 너무 괴로웠던 것이다. 소화기가 너무 극심하게 약해진 소음인에게서 볼 수 있는 특징이었다.

 생각해 보면, 식후에 겪는 식곤증도 원리는 동일하다. 소화기 쪽으로 혈액 공급량을 늘리느라, 근육과 머리 쪽으로는 충분한 혈액 공급이 되지 않아 근육에 힘이 없고 머리가 몽롱해진다. 교감 신경과 부교감 신경의 작용으로 설명되는 양상이다. 그래서 식곤증은 기력과 소화 기능을 보강하면 간단하게 좋아진다.

'그래, 전반적인 기력이 너무 허약하고, 비위 기능이 정말 무력하구나.' 그러니 환자는 위가 부담스럽지 않을 만큼만 소량씩 나누어 음식을 섭취하고 있었고, 이것도 더 자세히 물어보니 달달한 빵, 젤리, 초콜릿, 사탕 등으로 그때그때 당장 써야 하는 에너지를 당분으로 섭취하는 형편이었다. 이제는 한숨을 넘어, 어떻게 이 몸으로 살고 있었는지 한탄이 나오고 있었다.

이미 오래된 증상들이었고, 더 증상이 빈발하고 심해진 것이 2년이 되었다는 설명. 그 긴 시간 동안 어떻게든 몸 상태에 적응하여 선생님이라는 일까지 소화하고 있는 그녀였다. "좋아질 수 있을까요?"라는 그 말과 표정에는 선생님도 좀 당황스럽고 어이없다는 건 알아요 - 라는 분위기도 있었고, 이런 몸 상태를 말하는 본인도 부끄럽다는 분위기도 있었다. 그녀는 이 모든 증상들을 눈웃음을 실어 말하고 있었다. 정말 이 허약한 몸뚱이에 완벽히 적응해 살고 있는 밝은 영혼이었다.

2달 남짓 치료를 하고 나자 어지러움의 강도도 상당히 약해지고, 빈도도 50% 이상 줄어들었다. 치료 전에는 요가를 1시간 하고 나면 돈이 더 처지고 무거웠는데, 지난주에는 처음으로 운동을 하고 나서 개운하다는 느낌을 받았다고 했다. 원래는 몸이 힘들어서 버스를 못 탔는데 이제는 부천에서 잠실까지 오는데 버스, 지하철을 타고 올 수 있었다며, 안색이 좋아져서 건강해졌다는 말을 주위에서 많이 듣게 되었다고 한다. 이제는 과자, 초콜릿은 모두 끊고 식사를 제대로 하고 있다. 아직은 1/2 공기 정도를 먹고 있으나 식사량도 많이 좋아진 거라며, 환자는 밝게 웃는다.

그리고는 갑자기, 기쁘게 호전 경과를 살피고 있는 나에게 어마어마한 포부를 밝히는 게 아닌가!

"결혼 8년 차지만, 그간 건강이 안 좋아서, 임신 시도를 못하고 있었는데 이제 몸이 좋아지면 든신도 하고 싶어요~!"

아, 아마도 이 순간에 0.3초가량 내 얼굴 표정은 일시 정지되고, 내 눈의 동공이 커졌을 것 같다. 2달 전만 하더라도 이 몸으로 살아가는 게 가능하기는 한가 싶을 정도로 걱정되는 상태였는데, 불과 2달여 만에 몸이 꽤 회복되었다고 급하게 임신 계획을 세우다니! 아직은 좀 무리일 것 같다는 생각이 내 속마음이었는데, 내가 어떤 말을 했었는지는 벌써 두어 해 전이라 기억이 나진 않는다. 나는 대체 그때 뭐라고 답변했었을까? 환자의 희망을 꺾기가 싫어 최대한 내 속마음을 내색하지 않으려고 노력했을 것 같고, 결혼 8년 차까지도 힘들었던 임신이 그리 쉬울까 싶어 굳이 시도를 말리는 발언은 안 했나 보다. 그런데, 이 환자분은 내게 놀라움을 안겼다. '인간의 몸은 정말 놀랍구나! 이렇게 간신히 정상 생활이 가능한 정도만 되어도 바로 임신이 가능하구나, 이런 게 생명력이라는 것일까?!'

환자분이 포부를 밝혔던 것이 10월 말이었으니 아마도 11월에 임신 시도를 하였을 테고, 바로 임신에 성공하여 12월 초에 내게 임신 소식을 전했다. 결혼 8년 만의 임신 성공이라니!! 어마어마하게 기쁜 일이지만, 나는 두어 달만 더 몸을 회복시키고 임신을 했었더라면 더 좋았을 것 같아 마냥 기뻐하지는 못했다. 임신의 과정은 새로운 생명을 배 속에서 키워내는 일인 만큼, 건강과 체력도 필요하고 이후 쉴 틈 없이 이어지는 육아는 하루 24시간, 주 7일, 연 365일, 그리고 수년간 지속되는 고된 노동이라 실은 기쁨보다는 걱정이 더욱 앞섰다. 과연 이 환자는 임신 기간은 무사히 지낼 수 있을까? 출산은 잘 할 수 있을까? 겨우 이 정도 회복된 소화 기능으로 배 속 아기가 자라날 분량까지 다 먹고 영양을 나누어 줄 수 있을까? 그 많은 내 걱정을 뒤로하고 환자는 임신 상태가 되었으니 어쩔 수 없이(?) 한약을 쉬게 되었다. "출산하고 나면 다시 오세요~!"라는 약간 기약 없는 말로 마무리를 하고, 나는 계속 이어지는 내 바쁜 일상을 살아내느라 이 환자를 잊고 있었다.

그리고 2020년 7월 중순 어느 날, 환자가 불현듯 내원하였다. 차트를 부랴부랴 살펴보니 출산을 하고 얼마 안 되었을 시점이다. 이 환자분은 출산을 무사히 하고 한 달여가 지난 시점에 다시 내원한 것이다. 그간의 이야기를 들어보니 임신 기간에는 어지러움이 많지 않았고 출산도 무난했다. 정말 다행이다. 그런데 출산 이후 기운이 없어 걷기가 힘들고 발이 칼로 베이는 듯 아프고, 어지러움의 빈도가 하루에도 수십 번 느낄 정도로 많아졌고, 식욕도 없고, 아기를 돌보느라 제대로 먹지 못하고 있었다. **이번에는 걱정스러운 분위기의 남편분이 옆에 정확히 보인다.** 나는 또다시 기력을 보강하고, 소화력을 살려내고, 하체를 따뜻하게 보강하고 순환력을 강화시켜 다리와 발의 통증을 해소하였다. 아마도 고되고 오래도록 이어지는 육아가 있으니 당분간은 종종 나를 보면서 지내야 할 것 같다.

꼭 실신 질환이 아니어도 다양한 질환을 타깃으로 체질 치료를 진행하다 보면 난임이던 환자가 임신하는 경우가 종종 있다. 나는 그저 체질에 맞춰 체질 치료를 했을 뿐인데, 임신이 되니 그 환자는 또 누군가를 소개하고, 소개받은 환자가 또 임신이 되고, 그러다 보니 또 소개로 누군가가 오면서 몇 갈래 난임 소개 루트가 생기기도 했다. 한번은 가까운 대형 병원 간호사 분들이 이런 식으로 임신이 성공하여 나도 모르는 사이에 그 병원 간호사분들이 릴레이로 오고 있었고, 어느 날은 이렇게 다들 임신에 성공하는 것을 보니 통계적으로 유의성이 있어 보인다며 그 병원 의사분이 오시기도 했었다. 이런 면에서 한의학은 재미있기도 하다. 그런데 실은, 난 임신을 목표로 치료를 진행하고 있었던 것이 아니니 미처 그 질환 치료를 완성하기도 전에 임신이 되어버리는(?) 경우가 그리 달갑지 않을 때가 많다. '아이구, 또 임신이 됐네' 하며 곤란해한다. 허허.

그래도 이렇게, 이렇게도 힘든 과정이지만 오래 기다렸던 아기가 와 준 것은 너무나도 기쁜 일이다. 아기가 얼마나 소중하고 이쁠까. 고생하고 있는 엄마를 생각하면 걱정스럽다가도, 아기로 인해 가정 분위기와 삶이 달라지고, 너무 사랑스러울 아기를 생각하면 흐뭇하다.

"아가야, 엄마의 밝은 영혼과 듬직한 아빠를 닮아 맑고 튼튼하게 자라나렴~"

원장님! 실명 써도 됩니다!

했던, 환자분. 이 분은 등장도 참 인상 깊었다. 건장한 체격에 크고 강한 저음 목소리의 60대 남자분이었다. 차트 상에 60대라고 나이가 뜨니 그런가 보다 하지만 실은 50대 정도로 보였다.

한의원을 하면서 다양한 사람들을 만나게 되는데, 이렇게 체격 크고 남성적인 환자들을 만날 때는 뭔가 이 환자의 기에 내가 눌리게 되는 묘한 느낌을 여러 번 겪어봤었다. 뭔가를 설명하고 행동해도 이 환자가 나를 잘 안 믿는구나, 우습게 보는구나 - 이런 느낌을 받기도 한다. 보통은 학생으로 살다가 졸업을 하고 큰 회사 같은 집단에 속해도 보고 하면서 한국 사회의 여러 가지 모습을 경험하고 익히게 되는 코스가 일반적인 데 반해, 이런 큰 사회 집단에 속해 본 적이 없던 나는 차별 등을 직접적으로 겪어본 적이 거의 없었던 편이어서, 나에게 이렇게 기 센 남자 환자분들은 일종의 신선한 충격이었다. 환자, 의사 관계로 진료실에서 만나도, 이런 남성성이 강한 환자는 상대를 누르는구나, 아니 전혀 의도가 없는데도 내가 그렇게 느낄 수도 있겠구나 이런 생각을 여러 번 했던 터였다. 그러다 보니 걸걸하고 덩치 크고 무서운 남자 환자분들은 그야말로 무섭거나 불편한 존재였는데, 그렇게 초짜 원장 시절에서부터 한 해 두 해 조금씩 내공을 쌓아 2018년도에는 11년 치 내공이 쌓여 있었고, 이 환자분이 왔던 시기는 이미 이 미주신경성 실신 치료에 자신감이 차고 넘치던 시절이었다.

그래서인지 "여러 군데 대학병원도 다 다녀봤고, 온갖 검사도 다 해봤는데 치료약이 없었고, 대형병원 담당 의사한테 한의원에 가보는 건 어떠냐고도 물어봤었는데 쓸데없는 일이니 가지 말라는 말을 들었다. 그런데 당신이 치료할 수 있느냐?"고 물어오던 환자의 말에 속으로는 부아가 치밀어 올라 나도 모르게 호전을 호언장담했었다. 아마도 체격 큰 이 환자분의 직접적인 말투보다도, 그가 전한 담당 의사의 말에 더 화가 났었던 것 같다. 당시에는 화가 났지만, 지금은 이런 상황들을 돌아보면 늘 어떤 영화의 한 장면을 떠올리며 웃는다. (알고 있나요? 고현정 씨 주연의 〈잘 알지도 못하면서〉라는 영화입니다.) 뭉근한 매력의 고현정 씨가 뾰로통하고 오묘한 표정으로 내뱉는 그 두 문장.

"잘 알지도 못하면서.

딱 아는 만큼만 안다고 해요~"

다시 앞의 이야기를 이어가자면, 이 환자분은 무섭거나 무례한 환자가 절대 아니었다. 잘 나을 수 있냐는 질문은 실신으로 오는 모든 환자분들이 하는 질문일 뿐이었고, 이분은 서글서글 잘 웃는 인상에 성격도 시원 통쾌한 분이셨다. 그런데 이 남자분의 실신 증상은 정말 심각했다. 보통의 미주신경성 실신은 주로 서 있는 자세에서 유발되는 편인데, 이분은 별다른 신체 활동 없이 소파에 앉아 있다가도 머리에서 피가 빠져나가는 듯한 느낌이 생기며 실신이 빈발했다. 이분의 표현에 의하면 "소파에 앉아 있어도 몸이 쫙 가라앉는 느낌이 나면서 심장이 뛰고 현기증이 느껴진다. 화장실까지도 못 걸어가겠단 느낌이 든다. 안정을 취하면 좀 괜찮아진다."고 한다. 최근 한 달 사이에 실신 없이 전조 증상만 있었던 것도 3회는 있었는데, 2일 전에는 하루 3~4회까지 전조 증상이 나타나고 있었다. 환자는 단기간에 걸쳐 여러 번 실신이 반복되자 2017년 12월부터 2018년 4월 초까지 대형 상급 병원에 몇 번씩 입원과 퇴원을 반복하면서 검진을 하였으나, 검사상 이상을 찾을 수 없었고, 반복되는 검진을 통해 2곳의 상급 병원에서 미주신경성 실신이라는 진단명을 받았다. 그러나 별다른 치료 방법이 없다는 말만 들을 수 있었다. 그간에는 당연했을 일상생활이 다 멈춰진 상태였다.

그는 평소 여러 사업체를 운영하면서 일을 과도하게 하고 있었다. 아무래도 장기간에 걸쳐 스트레스와 과로가 있었을 것으로 생각된다. 평소 수면이 불량하여 신경 안정제를 복용하고 있었는데, 약을 복용해도 3~4시간 수면 후에는 깨어나 다시 잠들지 못하고 있었다. 장기간 수면이 불량하면서 수년에 걸쳐 점진적으로 체력이 소진되고, 자율신경 조절 기능이 저하되어, 실신이 빈발하는 지점까지 도달했을 것으로 보였다. 체질을 감별해 보니 소양인이었다. 체격이 크고, 평소 일을 많이 해서 스트레스가 많았을 테고, 이로 인해 이미 불면이 있는 상태니 분명히 심장열은 있을 거라고 보이는데, 지금 실신 양상은 심장이 앉아 있는 자세에서조차 중력을 거슬러 머리 쪽으로 혈액을 펌핑해 올리기를 버거워하고 있으니 너무 체력이 허약해져서 오는 허증성 실신이었다. 그래서 보약 베이스로 처방을 시작하면서도 조심스레 심장열 풀어내는 처방도 조금씩 섞어 사용하였다.

첫 진료 날에 호언장담을 해버렸으니 혹시라도 내가 치료해내지 못하면 어쩌나 하는 긴장감도 있었지만, 다행히 이 환자의 치료는 순탄하게 진행되었다. 불면이 좋아지고, 체력이 보강되면서 치료를 시작한 지 한 달 정도에 이미 실신과 실신 전조 증상이 거의 없어지자 유쾌, 호탕한 이 환자분은 벌써 주변에 친한 지인들을 소개해서 한의원에 같이 오고 있었다. 그렇게 4달가량의 치료를 진행하여 병에게 빼앗겼던 일상을 돌려드리고, 더불어 지인들의 치료도 잘 마칠 수 있었다. 환자분은 운전도 하고 여행도 다닐 수 있고 좋아하는 운동도 할 수 있게 되었다며 기뻐하였다.

그렇게 서로 기분 좋게 허허 웃어가며 마지막 인사도 하고 지낸 지 2년 후 즈음인 2020년 늦가을, 또 누군가를 소개하여 한의원에 보내셨길래, 안부 겸 통화를 하면서 "요즘 제가 실신 관련해서 책을 하나 준비 중인데, 혹시 책에 사례를 실어도 될까요? 당연히 익명으로 소개될 거구요~" 하고 있자니 우렁찬 목소리로 "그럼요, 원장님! 실명 써도 됩니다!" 하신다. 역시 유쾌 통쾌 호탕하시다.

체격 좋고 튼튼한 남자도 실신을 합니다

한의학은 어쩔 수 없이 마이너 의학, 대체 의학의 위치에 있는 형편이라 주류 의학인 현대 의학(서양 의학)을 전공한 의사의 입장에서는 관심 밖의 영역, 알 필요가 없는 영역일 수 있습니다. 그러나 어쩌면, 한의학은 아직도 현대 의학이 알지 못하는 인체의 많은 영역 중에 일부를 파악하는 또 다른 훌륭한 도구일 수 있습니다.

들여다보고, 알면 알수록 한의학은 생각보다 치료 영역이 넓고 깊으며 심오하기 때문입니다. 한의, 양의가 서로 배타적인 한국의 의료 환경이 개선될 수 있기를 바랄 뿐입니다.

이 환자분의 경우, 소양인으로 심실증(심장열)과 신허증(하단전 허약)이 혼재되어 있는 케이스였습니다. 이미 수면이 불량한 지도 약 6~7년으로 오래되었고, 안정제를 매일 복용하면서도 잠들 때까지 1~2시간이 걸리고, 잠들고 나서도 3~4회 각성되는 등 수면의 질이 매우 좋지 않았습니다. 혈압도 높고, 역류성 식도염도 있고, 불면, 두통까지 있네요. 역류성 식도염은 한의학에서는 소양인의 화(火)가 흉부에 누적되면 생겨나는 증상으로 흉부 열을 풀어주는 치료로 호전되는 증상입니다. 높은 혈압, 불면도 심열증(火)으로 인한 증상으로 볼 수 있습니다. 그간 체력도 많이 약해져 있지만 심열증이 더 우세한 상황입니다. 심장열을 풀어내는 처방을 중심에 두면서도 허약해진 체력을 고려하여 하단전 보강약을 약하게 추가하였습니다.

치료 첫 주에 수면이 좋아졌습니다. 잠들 때까지 걸리는 시간이 20~30분으로 짧아지고, 최근에 잦았던 심장 두근거림과 어지러움이 상당히 줄어들었습니다. 실신도 없었고요. 치료를 시작한 지 한 달 즈음 되자 자율신경 밸런스도 좀 더 좋아지고, 심장 두근거림 등의 증상이 가볍게 있지만 금세 소실되는 정도이고, 치료를 진행하는 한 달 동안 실신이 한 번도 없었습니다. 점차 더 수면의 질이 좋아지고, 두통도 없어졌으며, 역류성 식도염도 호전 경과를 밟습니다. 치료를 시작한 지 2.5달 정도가 지나가자 모든 증상이 좋아져 컨디션이 양호합니다. 이제 슬슬 마지막 확인 과정으로 운동을 해보기로 했습니다. 운동을 해서 어지러움이 유발되지는 않지만, 아직 아프기 전의 운동량은 나오지 않네요. 점차점차 운동량을 늘려 나가며, 치료를 시작한지 4달 즈음이 된 시점에서 무사히 치료를 마무리합니다. 이분은 본디 갖고 있던 기초 체력이 있던 편으로, 매우 심했던 초기 증상을 감안하면 치료 기간이 그리 길지 않았다고 생각됩니다.

벌써 3번째 뇌출혈

어떤 할아버지가 원장과 상담을 하고 싶다며 한의원에 전화를 걸었다. 전화를 받아보니 아내분을 한의원에 보낼 예정인데, 하루 종일 죽밖에 먹는 것이 없다며 꼭 입맛을 살려 달라고 신신당부한다. 본인이 병환으로 거동이 불편해지면서 아내분이 오랜 기간 간호를 하고 계시는데 아내분도 너무 상태가 안 좋아졌다며 걱정을 전한다. 할아버지가 보시기에는 제대로 먹질 못 하는 것이 가장 큰 문제라고 생각하셨던 것 같다.

그렇게 할아버지의 전화를 받고 며칠 후 실제 할머니의 예약이 잡혔고, 내원하기로 한 그날 아침, 할아버지는 또 전화를 주셨다. 지금 가고 있으니 잘 진찰하고 할머니의 식욕을 돋우라고 또 당부하신다. 그런데 이 환자분이 예약한 시각을 한참 지나 점심시간이 시작되는 1시가 다 되어서야 오셨다. 철없는 데스크 직원이 점심시간을 침해받게 된 상황을 막기 위해 점심 식사를 하고 2시에 다시 오시라는 둥 환자 접수를 안 받아주고 있었고 환자는 환자대로 본인의 스케줄이 있으니 진료를 봐 달라며 실랑이를 벌이고 있었다. 그때의 나는, 직원들의 소중한 점심시간을 침해해서는 좋을 게 하나도 없다는 걸 너무 잘 아는, 그리고 이제는 느긋하게 먹는 점심이 제법 소중한 개원 13년차 원장이었지만, 이 순간만큼은 분기탱천하여 대기실로 나가 데스크 직원을 물리치고 환자를 받았다. 경상도에서부터 아들을 수 시간 운전시켜 먼 길을 온 할머니였다. 예약 전화도 받고, 할아버지 전화도 2번이나 바꿔주면서 환자의 사정을 다 알고 있었을 텐데, 그걸 다 알면서도 환자를 안 받고 있는 직원이 야속했다. 어쩌면 직원은 '원장님의 점심시간을 사수해야 한다'는 생각이었을지도 모른다. 여하튼 환자는 아주 잠깐이지만 데스크 직원과 실랑이를 했던 터라 씩씩거리며 원장실에 들어왔고, 나도 내 마음을 가라앉히고, 얼른 환자에게 사과를 반복하며 진료를 시작해야 했다.

할머니라고 표현은 했지만, 실은 요즘 시대에 할머니라고 부르기에는 너무 미안한 60대다. 그런데 자꾸 할머니라는 단어가 나오는 걸 보면, 아마도 병환 때문에 내 마음에는 좀 더 나이 들게 느껴졌나 보다. 원장실에 앉아 진료를 위해 대화를 시작해 보니 상당히 문제가 커 보였다. 이분은 어지러움과 실신으로 인해 벌써 3번이나 머리의 타박상을 입고 뇌출혈을 겪었다. 2018년 10월 실신 때 겪은 첫 번째 뇌출혈에서 혀의 움직임이 둔화되어 말이 어눌해져 있었고, 2019년 7월에도 실신과 더불어 타박으로 인한 두 번째 뇌출혈이 있었으며, 2020년 1월에 또 반복되는 실신, 두부 타박, 세 번째 뇌출혈로 인해 망막 신경이 손상되어 1월 말이었던 내원일에 "지금도 물체가 2개로 보여요."라며, 혀가 약간 마비되어 어눌한 말투로 하나하나 설명을 하고 계셨다.

방어할 틈도 없이 얼마나 순식간에 실신했으면 타박으로 인해 뇌출혈까지 생겼을까. 그것도 여러 차례. 전조 증상을 느낄 겨를도 없이 실신이 바로 발생하는 것은 실신의 정도가 심할 때 보이는 양상이다. 그런데 두 군데의 대형 상급 병원에서 검사를 진행하여 심전도, MRI, CT 모두 정상 판정을 받았고, 심지어 기립경 검사에서도 음성이 나왔다. 평소 혈압까지 정상이라고 한다. 기립경 검사까지 음성이 나온 것이 의아했다. 환자는 모든 검사상에서 정상이 나와 치료조차 할 것이 없는 답답한 몇 년을 보냈을 것이다. 환자가 어느 정도의 상황에서 어지럽고, 쓰러지는지 가늠해보기 위해 평소의 하루 일과를 물어봤다.

"아침에 일어나면 남편을 간호하고 가볍게 집안 정리를 하고는, 앉아서 차나 커피를 1잔 정도 마셔요. 작년 7월 실신 이후로 자주 어지러운데, 집 안에서 걸어 다닐 때 어지러움을 수시로 느껴요. 눈이 침침하면서 팽~ 도는 느낌이 들죠. 이때 사물이 잘 안 보여요. 몸을 수그리고 안정하여 잦아들면 일어서요. 하루에도 10~20번씩 수시로 그래요."

거의 외출도 없이 집에서만 지내고 있는데, 수시로 어지럽고, 그러다가 심해지면 의식을 잃고 쓰러지는데 너무 갑자기 실신하니 머리를 크게 다치게 되는 것이었다. 평소 편두통도 심하고, 불면도 있었는데 이건 신경과 약과 정신과 약으로 도움을 받고 있었다 그리고 할아버지가 전화로 전했던 대로 제대로 된 식사를 거의 안 하고 지내고 계셨다. 식사 대신 과일, 두유, 죽, 우유를 챙겨 먹는다. 빵이 자꾸 당기는데 빵이 몸에 안 좋다고 하니 자제한다. 과일, 귤 등으로 군것질을 좀 한다. 육류는 안 당겨서 안 먹는다고 한다.

상당히 까다로운 환자 같았다. 양약으로 증상은 조절되고 있지만, 편두통과 불면도 있는 상황을 보니 신경증도 상당할 것 같았다. 환자는 이미 이 모든 힘든 상황에 이력이 나 보였다. 길고 긴 피로가 얼굴에 가득해 보인다. 옆에 같이 온 중년의 아들에게서도 피로감이 묻어나온다. 그래도 한 줄기 희망을 안고 여기까지 먼 길을 왔을 테다. 한 줄기 희망이었을지, 헛일 삼아였을지, 절실함이었을지, 혹은 확신이었을지 알 수 없지만 여기 내 앞에 와 있다. 일단 환자의 증상이 중하니, 나는 또 심연에서 투지가 올라온다. '이 환자를 꼭 고치고 싶다.' 어려워 보이는 환자를 만날 때마다 나는 자꾸 어디선가 이런 마음이 스멀스멀 솟아나는 것이다. 이 환자가 나를 찾아온 것이 기쁘다! 내가 꼭 낫게 해드렸으면 좋겠다! 하지만 한편으로는 꽤나 까칠해 보이는 이 환자, 이 보호자와 신뢰를 잘 형성해서 끝까지 완주하는 과정이 꽤 피곤할 수 있겠다는 직감도 같이 든다. 환자는 오랜 기간 질환에 시달리고, 지쳐 있을수록 더욱 예민해져 한약에도 정말 민감한 반응을 보이는 경우가 많다. 정말 작은 불편감에도 치료를 금방 포기하기도 한다. 이 환자도 그럴 수 있다. 그렇게 마음의 준비를 하고 체질 감별부터 시작했다.

체질은 한태음인 허증. 이렇게 소화 기능이 매우 저하되어 있는 경우에는 치료 초기에 자신에게 맞는 한약조차 소화가 힘든 경우가 있다. 우려한 대로 한약을 복용하기 시작한 지 2일 만에 한약을 먹기 힘들다고 전화가 왔다. 속이 더부룩하고 구역질이 난다고 한다. 역시나! 한약 처방이 안 맞아서 그럴 수도 있지만, 일단 내 감별을 믿고, 한약을 한 번에 1포를 다 먹지 말고, 1/2포씩 나누어 여러 번에 걸쳐 먹어보자고 티칭한다. 다행히 환자가 따라준다. 그러자 며칠 후에는 오히려 소화 기능이 좋아지고 식욕도 좋아지기 시작했다. 2번째 한약 처방이 들어가면서 어지러움의 강도가 줄어들고, 소화 불편감도 더 좋아진다. 그리고 치료를 시작한지 3주가 지나자 어지러움의 강도가 50%가량 줄어들었다.

그런데 여기서 꽤나 특이한, 나도 예상치 못한 양상이 나왔다. 먹는 둥 마는 둥 살고 있었던 이 할머니 환자는 그 3주 사이에 유동식(죽이나, 우유 등)도 아닌 밥을 하루 6공기씩 먹게 되고, 고기도 먹을 수 있게 되었다! 싫어하던 돼지, 닭, 소고기를 모두 먹을 수 있게 되고, 체중도 3주 사이에 2kg 정도가 늘어났다! 흔히, 한약을 먹으면 살이 찐다는 통념이 있는데, 실제로는 살이 찌고 싶다며 한의원에 찾아오는 마른 환자를 살찌우기는 생각보다 어렵다. 거개인의 체질에 맞춰서 보약이 들어가면 전관적으로 저하되어 있던 신진대사가 살아나면서 식욕이 조금 생겨나고 식사량이 일시적으로 늘어나는 모습은 종종 볼 수 있는데, 이렇게까지 드라마틱한 경우는 임상 십수 년 만에 처음이었다. 게다가 내가 활용한 태음인 처방에는 식욕을 직접적으로 돋우는 약재조차 전혀 없었다. 정말 체질 의학 이론에 충실한 태음인 처방이었던 것이다. 태음인이라는 체질은 본디 식욕이 좋고 소화 흡수력이 좋아 살이 잘 찌는 체질이라 소화를 직접적으로 돕는 약재를 사용하지 않는다. 할머니는 건강이 회복되면서 태음인 본연의 모습을 되찾은(?) 것이라고 볼 수밖에 없었다.

치료 4주가 되자, 어지러운 강도는 50%, 빈도는 30% 정도 줄어들었다. 6주가 되자 어지러움의 강도는 70%까지 좋아졌고, 어지러움은 하루 5회가량만 느끼는 정도가 되었다. 이런 식으로 점차 더 좋아져 치료 3달이 되었을 때는 어지러움의 강도가 90%가량 좋아져 이제 어지러워도 그 정도가 미미하여 별다르게 신경이 안 쓰이게 되었다. 3.5달이 경과하자 이제 어지러움은 며칠에 한 번 있을 정도이고, 1시간가량 병원에 다녀오는 외출도 무리가 없으며, 가끔은 장을 보러 다녀오시기도 했다. 4달이 지나자, 어지러움이 전혀 없어졌고, 가벼운 외출도 가능하고, 심지어 3~4시간 외출에도 무리가 없어졌다. 이렇게 치료를 마쳤다.

이렇게 나열하면 상당히 순조롭게 나은 것 같지만 이 치료 과정에서는 2가지 난관이 있었다. 순조롭게 낫고 있던 치료 3달 차 즈음, 갑자기 환자는 전화를 걸어 "어제 오늘 어지러움이 증가하고, 머리가 띵한 느낌이 들면서 걷기가 힘들어져 한참을 자야 했다."며 불만을 늘어놓았다. 그러면서 갑자기 그간의 내 치료에 강한 의구심을 표현한다. 그렇지 않아도, 처음부터 예상했던 대로 늘 의심 많은 성향이라 치료를 끌어가는 과정도 까다롭던 환자였다. 복병이 나타났구나! 싶은 순간이었다. 나는 전화기를 들고 있는 그 짧은 시간 동안 복잡한 심경에 빠져들었다. 늘 불평불만이 많고, 내 치료를 신뢰하기 싫어하는(?) 이 환자를 포기해버리고 싶은 마음과, 환자가 그러거나 말거나 끝까지 환자를 잘 설득하고 이끌어가 완치를 시키고 싶은 마음이 강하게 충돌하고 있었다. 전화 속 환자의 말을 듣고, 내 답변이 나가기까지 아마도 0.7초쯤, 그 시간은 짧지만 깊은 찰나였다.

 나는 알고 있었다. 환자가 무난한 호전 경과를 보이다가 갑자기 악화되는 모습을 보이는 이유를. 이런 경험이 처음이라면 당황했을 수도 있겠지만, 2020년도는 이미 다양한 환자들을 치료한 경험이 누적되어 있던 시기였다. 분명히 이 환자는 무언가 안 하던 무리를 했다. 마음을 가다듬고 환자분을 상세하게 추궁해보니, 이분은 몸이 좋아지기 시작하자 벌써 치료 2달차부터 하루 10~12시간씩 앉아 기도하기를 강행하고 있었다. 어지럼증이나 실신을 치료하는 과정에서 환자분들은 흔히, 몸이 좋아지기 시작하면 금방 방심하고 무리한 활동을 시작하다가 다시 증상이 악화되는 고비를 맞는다. 여자분이라면 몸이 아파서 꼼짝 못 하는 동안 지저분하게 방치되었던 집안 꼴이 눈에 들어오면서 부지런히 쓸고 닦고 대청소를 하거나, 밀렸던 김장을 하거나, 자식들에게 나누어 줄 음식을 한바탕 하는 것이다. 남자분들은 흔히들 아파서 못 하던 밀린 업무에 다시 몰입하고 무리를 하기 시작한다. 못 가던 여행을 가고, 등산을 하러 가고, 수산 시장에 가서 통 크게 이것저것 두 손 가득 사오고는 다시 훅~ 증세가 악화되는 것이다. 이 환자분 이후로는 보다 더 열심히, 늘 환자분들을 진료할 때마다 눈과 목소리에 힘을 주고, 허공에 내 긴 팔을 휘저어가며- 절대 안정할 것, 절대 무리하지 말 것을 외치고 있다. 다행히 이 환자분은 이후로 금방 다시 컨디션을 잘 회복하였고, 문제는 없었다.

두 번째 난관은, 정말 너무 바닥이던 식욕이 폭발적으로 살아나 하루 6끼니를 먹느라 너무 힘들다는 환자분 나름의 고충이었다. 전혀 없던 식욕이 생겨나고, 먹을 수 있는 음식량이 늘어나고, 못 먹던 육류까지 먹을 수 있게 된 것은 분명한 호전 반응이었고, 체력을 끌어올려 심장 기능이 좋아지는 바탕이 되었다. 그러나 환자는 먹고 나서 조금 있으면 또 배가 고파져 또 먹어야 하는 상황을 상당히 싫어하여 계속 불평불만을 늘어놓았고, 나는 몸의 대사 기능이 살아나기 위해 필요한 과정이니 잘 먹어야 한다고 설득하기를 반복해야 했다. 어느 정도 좋아지고 나서는 처방을 수정하여 좀 덜 먹을 수 있게 조절하였지만, 의외의 과잉 식욕은 환자도, 나도 고민스럽고 어려운 부분이었다.

이렇게 4달간의 한약 치료를 마칠 수 있었다. 초기 증상의 중증도를 생각하면, 어쩌면 정말 짧은 치료 기간이었다. 매우 안 좋은 몸 상태에서 내원하여도 가족들의 따뜻한 지지와 본인의 의지로 오랜 기간을 진득하게 치료하는 환자들은 내가 가진 치료 실력 이상의 결과를 만들어내기도 한다. 치료 과정에서 예상치 못한 병세를 만나 고민에 빠진 의사가 해결책을 찾아내는 그 시간까지 진득하게 기다려주는 환자들에게는 나도 감탄을 하게 된다. 그 모든 어려운 과정을 거쳐 결국은 완치의 단계에 이르는 환자들을 종종 본다. 이럴 때면, 나는 늘 환자분께
 "제가 아니라 환자분의 의지로 여기까지 올 수 있었습니다. 제가 고친 것이 아니라 스스로 치료하신 거예요~."
라고 말씀드린다. 그냥 하는 말이 아니라 실제 나의 진심이다.

그렇지만 나를 그다지 신뢰하지 않고 의구심에 빠져 있는 환자를 긴 기간 이끌어가는 과정은 언제나 힘들다. 환자가 치료 과정을 혼자 성급하게 판단하고 부정적으로 평가한다거나, 환자 주변의 가족이나 지인들이 지속적으로 부정적인 의견을 피력하여 치료받는 환자의 의지를 흐리게 하는 경우이거나, 긴 치료 과정에서 생길 수 있는 약간의 불편함도 인내하지 못한다면 좋은 결과를 내기가 상당히 힘들어진다. 비단 의료 분야뿐만 아니라 다른 모든 분야, 모든 사람 간의 관계가 그럴 것이다.

고기는 비려서 못 먹어요

　가끔 환자분들 중에는 고기 냄새가 비려서 육류를 못 먹는다고 하는 분들이 있는데, 이는 대체로 소화력이 정말 약해져 있는 사람들입니다. 소화력이 지극히 약하니 탄수화물보다 좀 더 복잡한 분해 단계를 거쳐야 하는 육류를 자연스레 기피하게 되는 반응으로, 고기를 싫어한다는 분들을 관찰해 보면 대체로 상당히 약한 체력을 유지하는 분들이 많습니다. 고형식 또한 소화가 힘드니, 먹기 편한 유동식으로만 먹게 되고, 소화력이 약해질수록 복잡한 소화 과정 없이 당장 에너지를 얻을 수 있는 당분 위주로 먹게 되는 경향이 나타나게 됩니다. 앞에서 언급했던 결혼 8년 만에 임신에 성공했던 30대 여성 환자분도 마찬가지였습니다. 소화력이 극심히 안 좋았던 많은 환자분들이 그저 초콜릿, 단 음료수, 과일 등을 조금씩 먹고 지내는 공통된 모습이 보입니다. 이분도 그래서 죽이나, 우유, 두유, 과일 정도만 먹고 지내고 있었습니다. 체질에 맞추어 한약을 사용하면 소화 기능이 살아나면서 한 번에 많이 먹을 수가 있어져, 조금씩 군것질을 하던 식사 패턴이 바뀌어 한 번에 제대로 된 식사량을 먹을 수 있게 됩니다.

까만 연기가 배 속으로 들어가는 것 같아요

　통계적으로는 10대 중반 즈음 미주신경성 실신이 발생하기 시작하다가, 청년~ 중년 시기에 줄어들고, 다시 노년부터 발생률이 올라가니, 10대에 처음 실신을 처음 겪고, 반복되는 환자에게 10년 즈음 흘러서 20~ 30대가 되면 저절로 나아진다 - 라는 설명이 가능해진다. 현재 현대 의학에서는 현실적으로 별다른 치료법이 없다 보니, 좀 살다 보면 저절로 좋아진다는 설명을 하게 되는데 이는 그다지 맞는 설명은 아닌 것 같다. 10대에 처음 발생하여 한두 번 가볍게 실신을 경험하다가 20대에 대학을 가고 나서 좀 잊고 지냈는데, 20대 후반 회사를 처음 다니기 시작하면서 실신이 다시 잦아지는 환자분들이 상당히 많다. 이를 두고 설명할 때, 단순히 10대에 발생했다가 - 20대 후반에 다시 잦아졌다 - 라고 하기보다는, 몸과 마음이 좀 안정되는 시기에는 나아졌다가, 몸이 다시 힘들 간한 상황에 노출되어 건강 기능이 악화되면서 실신이 잦아진다고 하야 할 것 같다.

즉, 몸의 건강 기능이 회복되지 못한다면 실신의 발생에서 완전히 벗어날 수가 없고, 건강이 호전되어 실신이 없다가도 건강이 다시 악화된다면 생겨날 수 있는 것이 실신이다. 즉, 미주신경성 실신은 그냥 시간을 기다린다고 저절로 좋아지는 질환이 아니다. 수년이 흐르면서 실신이 없어졌다면, 그 세월 동안 건강이 조금씩 나아졌기 때문이다. 건강이 악화될수록 실신의 빈도는 더 잦아지고 별다르지 않은 상황에서도 발생하게 되며, 반대로 치료나 생활 환경의 개선 등을 통해 건강을 호전시킨다면 몇 개월 정도의 단기간에도 좋아지는 질환이다.

실신이 처음 발생하고, 잦아지는 시기는 30대일 수도, 40~50대일 수도 있고, 70대가 될 수도 있다. 그래서 다양한 연령대의 환자들을 계속 만나게 되는데, 당연히 그중에는 어린 초등학생도, 중학생, 고등학생도 있다. 건강 염려증이나 불안 성향이 매우 강해 문지방에 발가락을 찧기만 해도 실신을 하고, 농구공에 손가락을 삐기만 해도 실신을 하는 초등학생 남자 아이도 있었고, 매번 극심한 생리통 때문에 생리를 할 때마다 실신을 하던 고등학생도 있었다. 초6 때 운동장을 뛰다가 실신하여 중학교 2학년까지도 실신이 이어지던 학생도 있었다. 고등학교 입시 기간을 지나다가 실신을 겪는 학생들도 많았다.

그 많은 기억들 중에서 좀 더 마음에 남는 여자 아이가 있다. 한눈에 보기에도 정말 약해 보이는, 또래보다 왜소한 체구에 모기만큼 작은 목소리의 아이와 아이를 걱정하는 표정이 가득한 채 늘 같이 내원하시는 어머니…. 3차 병원에서 현실적으로 해줄 수 있는 별다른 치료가 없었기 때문이기도 했겠지만, 나를 신뢰해주고 성실히 내원 일을 잘 지켜 장기간 치료받으러 오시며 아이를 위하던 그 어머니의 느낌이 많이 남아 있다. '환자의 보호자'보다는 그 '엄마'라는 이름에 나도 모르게 감정 이입되어 어머니와 아이를 가만히 응원했던 것 같다.

"처음에는 아이가 일곱 살 때 병원에서 귀지를 제거하던 중 실신을 하였고, 종합 병원에서 여러 가지 검사를 하였지만 정확한 진단명은 받지 못했는데요. 항상 감기에 걸리면 걱정이 되고 장시간 버스 타는 것에 어려움이 있었습니다. 처음 쓰러졌던 곳에서는 미주신경성 실신 같다고 했고 대학 병원에서도 딱히 약 처방도 받지 못했습니다. 잘 지내다가 1~2년 후 버스를 타고 가던 중 입술이 창백해지면서 또 정신을 잃어서 병원에 갔는데 안정을 취한 후 퇴원을 하였습니다. 잘 지내는가 했는데 작년에 학교에서 영어 수업 진행 중 쓰러져서 대학 병원에서 1~2달 계속 검사 받고 약을 먹게 되었습니다."

특징적인 증상이라고 하면, 이 아이는 버스 탈 때마다 몸이 처지고 기운 없어진다는 것이었다. 이런 상황을 그 조용한 아이는 **"까만 연**

기가 배 속으로 들어가는 느낌이에요."라고 표현한다. 전철은 잘 타지만, 버스는 1시간 이상 타지 못해서, 이후 수년간 학교에서 현장 학습 등 단체로 버스를 타야 하면 실신이 염려되어, 어머니는 아이를 학교에 보내지 않았다. 아이에게는 즐거운 소풍, 체험 학습의 학교 추억이 그렇게 어쩔 수 없이 생략되어 있었다. 최근에도 버스를 10분 정도 타봤는데 역시나 축 처지고, 거의 의식 없어 보이는 상황이 있었다고 설명하는 어머니. 택시도 타면 힘들어하고, 거의 축 처져서 잠을 자야 하는 상황이다.

아이는 상당히 내성적인 성향으로 긴장을 잘하고, 그로 인해 심장 박동도 불안정하게 높아져 있는 편이었다. 꽤나 긴 기간을 진료실에서 만나오면서도 말수가 매우 적어, 정작 아이와는 많은 대화를 못 해봤다. 아이의 과긴장 성향이 실신의 주된 원인일 것으로 생각되어 초기에는 소음인 체질의 혈액을 보강하고, 기의 순환을 원활히 하여 긴장을 이완시키는 처방으로 진행하면서 심박이 좀 더 안정화되는 것을 확인했다. 치료를 시작한 지 한 달 즈음 되자 검사상에서 보이던 불규칙한 심장 박동 양상이 없어졌다. 용기를 내어 4월에 있는 학교에서 단체로 현장 학습 차 버스를 타고 다녀왔는데, 갈 때는 검은 연기를 들이마시는 듯한 느낌이 있었으나 돌아올 때는 괜찮았다고 했다. 좋아지고 있었다. 그렇게 치료 2달차 중반 즈음에는 심장 박동도 많이 안정되는 모습을 보여 치료를 1차로 종료해보았다. 2달간의 1차 치료였다. 2017년 봄이었다.

　그렇지만 체험 학습 등으로 인한 단체 버스를 탈 때 실신이 나타나는 상황을 재차 확인해볼 수 없었기 때문에 치료가 되었는지는 완전히 파악하지 못한 채였다. 치료가 완료되었다고 볼 수는 없어서 계속 신경이 쓰였는데 아니나 다를까, 2017년 가을 아이가 다시 내원하였다. 6월 중 학교에서 2교시에 우유를 먹고 난 후 메슥거림이 있다가 3교시 영어 수업을 더운 곳에서 하다가 어지러워 앉고, 엎드렸으나 실신하여 친구들이 깨웠음에도 5분가량 의식이 없었다는 것이다. 이후 응급실로 옮겨졌으며 미열이 있고, 말을 걸면 눈을 떠서 알아보는 정도의 양상을 보였다고 한다. 이후 병원에서 플로리네프정(부신피질호르몬제)를 처방받아 복용 중이라고.

　이즈음 되자, 다만 과긴장을 낮춰서 해결될 일이 아니구나 싶었다. 스테로이드제 장기 복용보다는 그래도 한약이 더 나을 것 같아 환자분께 양약 중단을 말씀드리고 1차 치료와는 다른 방향으로 치료를 진행하였다. 소음인은 소화기가 약하여 멀미를 심하게 겪는 경우가 많은데, 지하철은 괜찮은 반면, 버스나 택시를 탈 때 몸이 매우 힘든 것을 보아 일종의 멀미 반응이라고 봐야 할 것 같았다. 단체 버스는 중간에 내릴 수도 없고, 대부분 1시간 이상 장거리 이동이 되니 항상 증상이 심했던 것이다.

 적극적으로 소음인의 위장을 보강하고 너무 약한 기력을 보강하여 끌어올리는 과정을 진행하면서 평소 잦은 기립성 현훈(일어설 때 생기는 어지러움)이 없어지는지를 먼저 관찰하였다. 매일 있던 기립성 현훈이 점차점차 줄어들어 2018년 3월 즈음에는 주 0~1회 정도로 줄어들었고, 4월에는 현훈감이 없어졌다. 이번에는 섣불리 치료를 종료하지 않고, 한약을 복용하지 않는 동안에도 호전된 증상이 유지되는지, 장거리 버스 여행이 가능한지를 확인하였다. 미주신경성 실신은 실신 이벤트가 반복되면서 환자 스스로 학습된 불안을 갖게 되므로, 과거에 실신했던 상황에서 더 이상 실신이 발생하지 않는다는 것을 반복 학습해야 다시 불안에서 벗어날 수 있게 된다. 그래서 학교에서 소풍 등으로 다 같이 단체 버스를 타고 가기 전에 장거리 버스를 반복해서 타보면서 실신이 없는지를 확인하고, 건강에 자신감을 갖는 것이 중요하다.

 5월 말에는 가족이 다같이 SUV를 타고 3시간 반 정도 전라도를 다녀왔는데도 전혀 이상이 없었고, 6월에는 1시간 20분 거리의 시외버스를 무탈하게 탈 수 있었다. 9월에는 고대하는 수학여행이 있으므로, 그 전까지 좀 더 연습을 해보자고 말씀드렸다. 8월 초에는 자가용으로 편도 6시간 전라도 지역에 다녀왔는데 정체되어 시간이 오래 걸렸으나 증상 없이 잘 다녀왔다고 한다. 8월 중순에는 편도 2시간 거리의 일산까지 45인승 버스를 대절하여 잘 다녀올 수 있었다. 어머니와 아이가 진료실에 와서 전해주는 이 소식에 많이 기뻤고, 워낙 약하고 긴장 성향이 있는 아이였던 터라 또 한편으로는 잘 유지될 수 있을까 걱정되었다. 이후에도 시시때때로 소화 기능과 체력을 보강하는 과정이 필요할 것 같아 보였는데, 적극적으로 설명하지 못했던 것이 후회된다. 이때만 해도 나는 많이 주저주저하고 있었구나… 이후로, 실신 환자가 아니어도 위장 기능이 너무 약해서 멀미가 너무 심한 환자들을 만나게 되고, 소음인 위장 기능을 보강하여 끌어올리는 한약 처방이 들어가면서 멀미가 좋아지는 사례들을 많이 겪고 나서야 이 아이의 "까만 연기가 배 속으로 들어가는 것 같다"는 표현이 극심한 멀미의 표현이었음을 어렴풋이 이해하게 되었다. 즐거운 체험 학습, 소풍에 늘 따라오는 45인승 단체 버스가 아이에게는 긴장의 공간이자 극심한 멀미를 견디어야 하는 열악한 교통수단이었다. 기대하고, 또 긴장되던 수학여행은 잘 다녀왔을지… 그 이후 소식이 궁금하다.

까마귀 나라의 백로처럼,
오리들 사이의 백조처럼

우리는 우리와 조금이라도 '다른' 사람을 '틀리다'고 배척하는 상황을 많이 보게 된다. 다름을 틀림으로 보지 말자고 하는 캠페인은 TV 공익 광고에서도, 초등학교 교과서 어디 즈음에서도 많이 봤던 것 같다. 그런데 실은 까마귀 나라에 살고 있는 한 마리의 까마귀 입장에서 백로를 보면 이상하고 기이하고 다르고 불편하지 않을 수 없다. 먹는 것도 다르고, 사는 방식도 다르고, 취향도 성격도 다를 테니 말이다. 까마귀 나라에서는 까마귀들의 특성에 맞춰서 규칙과 질서가 잡혀 있을 것이고, 음식도, 놀이도 심지어 약도 까마귀한테 맞는 약만 발달되어 있을 테다. 당연하다. 까마귀한테 잘 맞는 약을 백로한테 주면 백로는 낫지 않는다. 오리들 마을에 사는 백조도 불편하고 힘들기 짝이 없다. 기성복 옷은 사이즈도 안 맞고, 오리들 입맛에 맞는 물고기는 백조가 먹으면 소화가 안 되고 체하기만 한다. 그러니 오리들은 백조를 유별나다며 못마땅해한다. 이렇게 맛도 좋고 건강에도 좋은 물고기를 왜 소화가 안 된다고 난리람! 오리와 까마귀가 백로와 백조를 이해하지 못하는 것은 실은 당연한 것 같다.

  나는, 체질 의학을 하면서 그 분포가 매우 적어서 1000명 중 2~3명 정도라고 하는 태양인(오상 체질 이름으로는 토실인, 금실인)을 생각하면 그들이 이런 백로, 백조인 것만 같아 안타깝다. 통계를 기반으로 발달해온 현대 의학에서, 1000명 중 2, 3명이 안 낫고 998~7명이 잘 나았다면 당연히 엄청난 치료율을 자랑하는 약으로 통용된다. 안 낫는 2, 3명은 안타깝지만 어쩔 수 없다. 버리는 숫자가 된다. 세세하게 개인별 맞춤 처방으로 발달해온 한의학도 이 논리에서 자유로울 수가 없다. 당연히 절대수가 많은 사람들이 필요한 약이 연구되고 발달될 수밖에 없다. 수요 공급의 법칙이다. 분포가 적은 이 태양인 체질에 대한 한약 처방이 있기는 해도 그 가짓수가 매우 적다. 한의사로서도 태양인 체질인 사람을 치료해본 경험이 절대적으로 적을 수밖에 없어서 아무래도 치료율이 낮아질 수밖에 없다. 그러니 나에게 이 태양인 체질은 계륵 같은, 아킬레우스의 발목 힘줄 같은 그런 느낌이었다. 태양인 환자가 초진으로 나타나면 더럭 겁부터 나는 것이다. 아뿔싸, 내가 이 체질의 환자를 치료할 수 있을까? 내가 운용할 수 있는 처방이 고작 몇 가지밖에 안 되는데 그 처방으로 이 환자가 나을까?

이 태양인 환자들은 대체로 몸도 약하고 성향도 예민해 아픈 곳이 많은데, 이 체질에 잘 맞는 약이 많지 않으니 일반적인 병원이나 일반적인 한의원 치료로 잘 안 낫는 경우가 많아, 유령처럼(?) 이 병원, 저 병원을 전전하고 다니게 되는 경우가 많다. 나는 일 년에 몇 명 정도 만나게 되는데, 이 태양인 체질 환자가 치료가 잘 되어 신뢰가 형성되면 그 환자는 어쩔 수 없이(?) 나를 평생 주치의로 삼게 된다. 환자는 까마귀 사회에서 희귀한 백로한테 맞는 약을 처방하는 희귀한 곳을 찾았기 때문이다. 까마귀 잘 고치는 병원에 가 봐야, 백로는 특이하고 이상한 동물 취급을 받을 수밖에 없으니까.

미주신경성 실신 환자를 주로 많이 보기 시작하면서 어쩔 수 없이 태양인 미주신경성 실신 환자를 만나게 되었다. 태양인 체질에도 실신은 얼마든지 생길 수 있는 것이다. 아, 올 것이 왔구나. 이 환자한테 내가 이 태양인 체질 한약을 줘서 좋아질 수 있을까? 난감한 마음을 표정에 그대로 담아서 태양인(토실인) 환자에게 설명했던 기억이 있다. "이 체질이 좀 희귀한 체질이라서… 처방이 있기는 하나 잘 나을지는 모르겠습니다. 한번 해보겠습니다." 했던 기억. 그렇지만 다행히 그렇게 졸였던 마음과는 별개로 환자는 평탄하게 상당히 잘 나았다. 다른 체질과 다를 바 없이 잘 낫더라! 그다음부터는 실신으로 오는 태양인(토실인)은 제법 자신감 있게 치료를 할 수가 있었다.

그러던 어느 날, 나는 이 여학생을 만났다. 2017년도 늦가을이었다.

"저는 태어날 때부터 약하게 태어나 남들보다 건강하지 않은 몸을 가지고 있었지만 살아가는 데 아무 문제없이 나름 아픈 곳 없이 잘 살았습니다. 그러다 성인이 되고 대학교를 다니면서 다양한 경험과 생활 패턴 역시도 새로워지면서 갑작스러운 몸의 변화가 생겼습니다. 이유 없이 살이 5~6kg 정도가 빠졌고 살이 빠지면서 체력이 약해졌습니다. 어김없이 지하철을 타고 학교를 가는 도중에 현기증이 났고 갑자기 주저앉아 있는 내 모습을 보고 "나 잠깐 기절했나?" 싶을 정도로 굉장히 짧은 몇 초간의 시간들이 저의 첫 번째 미주신경성 실신의 경험이었습니다. 그 후 여러 번 지하철에서 쓰러졌었고 이젠 트라우마가 생겨 지하철 타기가 겁났고 장기간 오래 서 있는 것조차도 힘들어 지하철에 사람이 많으면 자리가 날 때까지 지하철을 보내 버렸고 그 외 버스나 아침에 일어나는 일, 집에서도 쓰러지고 여행을 하는 도중에도 쓰러지고 공복에 나가도 현기증이 났기에 일상생활에 많은 지장을 주어 휴학을 했던 경험이 있었습니다. 배가 아프기 시작하면서 토할 것 같고 당장이라도 바닥에 눕고 싶을 정도로 현기증이 나고 몸이 더워지면서 식은땀과 함께 어지럽기 시작하면서 앞이 뿌얘지면서 빨리 앉아야겠다-라고 생각하는 순간 이미 정신을 잃고 앉아 있더라구요. 쓰러지면서 매번 넘어지니까 무릎도 멍들고 머리도 박은 적도 있고 위험했던 일들도 종종 있었습니다. 사람 많은 곳에서 쓰러진 적도 있어 창피하기도 했고 그래서 밖으로 더 안 나가고 집에만 자주 있었던 적이 있습니다. 여름에는 햇빛에 약해서, 겨울에는 내부의 뜨거운 열기에 약해서 자주 정신을 잃고 쓰러지는 반복적인 일상을 반년을 지속했습니다."

당시 학생이었던 이 환자는 마음이 아플 정도로 너무 너무 몸이 약했었다. 그리고 상담을 하면서 토실인(태양인)스러운 겉모습을 보고 우려했던 대로 토실인이었다.

이 학생은 어린 시절에는 성장 장애가 있어서 성장 호르몬 치료를 하기도 했으나, 지금 성인이 된 이후의 키도 꽤나 작은 편이었고, 중이염이 항상 심하여 중이염 수술도 3~4회가량 했다고 한다. 그리고 늘 어려서부터 설사 복통이 잦고 살이 안 쪄서 한약을 많이 복용했으나 그다지 효과 본 적은 없었다고도 말한다. 이러한 히스토리들은 결국은 성장 호르몬 치료도, 중이염 수술도, 한약 그 무엇도 그다지 효과적이지 못했다는 것과 같았다. 역시나 일반적인 기준으로 적용되는 치료법들이 결과를 내지 못했던 것으로 보였다. 현대 의학의 다수를 치료하는 훌륭한 약도 소수 체질에게는 효과가 없을 수 있고, 한의학은 개인 맞춤 처방을 기조로 하지만 소수 체질을 감별해내기가 아무래도 어렵기 때문에 놓쳤을 수 있다. **그래⋯ 그래서 그간 힘든 몸이 잘**

치료되지 못하고 지내왔던 것 같아요. 그럴 만했어요. 힘들었겠어요….

　치료를 시작하고 초반부터 호전 반응이 나왔던 것은 설사였다. 설사가 호전되고 체력이 좋아지면서 친구들과 외출 약속을 잡을 수도 있어졌다. 하지만 학생은 한약을 꾸준히 이어서 복용하지 못했다. 넉넉지 않은 형편에 한약은, 이렇게 몸 상태가 좋지 못한데도 부담될 만큼 비싼 약이었다. 국민 건강 보험이나, 실손 보험 체계에 전혀 들어가 있지 못한 한약은, 이렇게 정말 아파서 정말 한약이 필요한 사람들에게 높은 장벽이 되고 있었다. 현실적으로 이렇게 안타까운 사례들을 가끔씩 보게 된다. 실신을 치료하는 대부분의 환자분들은 3~4달 혹은 그 이상의 치료 기간 동안 지속적으로 한약을 복용하면서 호전되는 편인데 상당히 안타까웠다. 학생은 한약을 복용하는 동안 좋아지다가 한약을 중단하고 2~3주가 지나면서 다시 증상이 악화되었고, 다시 내원하였다. 치료를 하는 동안 한약을 복용할 때는 호전되었는데 한약 중단 후 다시 증상이 악화되는 것은 대부분 한약 치료의 분량이 충분치 않았을 때 나오는 반응으로, 한약은 충분히, 필요한 양만큼 복용을 완료하게 되면, 더 이상 한약을 복용하지 않아도 호전된 상태를 유지하게 되는데, 이 학생은 사정상 한약을 이어서 복용하기 힘들어 중단을 하니 다시 악화되어 어쩔 수 없어서, 그제야 한약을 이어서 복용하는 것이었다.

한약을 쉬는 기간에 체력은 다시 떨어졌지만 다행히도 복통 설사는 없는 상태가 유지되고 있었다. 그렇게 15일 분량의 한약을 한 달에 한 번 정도 복용하면서 치료를 이어가면서 그래도 많이 좋아지고 있었다. 그런데 다음 해가 되고, 3월 복학을 앞두니 긴장감이 생겨나 증상이 출렁였다. 몸이 좀 회복되어 복학을 신청하였으니, 학기를 제대로 다닐 수 있게 얼른 몸이 좋아져야 하기 때문이었다. 다행히 2월 20일 즈음 되자 전반적인 컨디션이 모두 안정적으로 유지되기 시작한다. 또 한 달 만인 3월 22일 내원하였을 때는 등하교 시간이 2시간 가까이 길어도 문제없이 지하철을 타고 갈 수 있게 되었다. 어려서부터 아침에 일어나면 복통이 늘 있었기에, 아침은 항상 복통과 함께 시작되었다는 이 학생은 성인이 된 이 시점까지도 늘 복통 설사가 있었는데, 이제는 설사가 없어졌다며 기쁜 얼굴을 한다. 그렇게 이 환자는 더 이상 소식이 없었다. 나로서는 아직은 치료가 좀 충분치 않은 것 같아 좀 안타깝고 아쉬운 마음으로, 그렇다고 치료 좀 더 하라고 말할 입장도 못 되어서 그렇게, 별다른 인사말도 못한 채 치료를 마쳤다. 2018년 3월이었다.

이후 어떻게 지내는지 문득문득 궁금하기도 했지만 사정상 치료를 지속하지 못하는 건 아닌가 하여 먼저 연락을 해보기도 어려웠다. 그러고는 코로나가 극심하던 2020년 가을날 메신저로 연락이 왔다! 반가운 마음이 먼저 앞선다. 2년 동안 한 번도 쓰러지지 않고 잘 지냈다, 그 사이 대학도 졸업하고 매일 서 있는 일을 하면서도 잘 지낼 수 있었다고 전한다.

"가까운 거리도 걸어가지 못하는 기력에 항상 택시를 타야만 했고 친구들과 있을 때도 행여 민폐가 되지는 않을까 쓰러질 때마다 괜시리 눈물이 났어요. 새삼스레 약한 몸이 너무나도 싫어서. 아침에 일어나자마자 시작되는 것들은 늘 복통이었고 왜 맨날 아플까 왜 지하철에 자리가 없으면 늘 타지 못할까 왜 더우면 쓰러질까 등 전전긍긍하며 아, 앞으로 매일 이렇게 살아야 하나? 제발 이 병이 나았으면 좋겠다 많은 걱정과 스트레스를 받으며 마음까지 약해졌던 기억이 있는데 글을 쓰면서도 그때의 내 몸 상태와 감정은 다시 생각하고 싶지 않을 정도로 병원을 가도 안 됐던 것들이 나았고 저는 지금 2년째 쓰러짐 한 번 없이 잘 살고 있습니다. 매일 서 있는 일을 하고 있을 정도로요. 아침에 일어나면 만나는 복통과도 이별하였고 이렇게 하면 쓰러질 거야 하는 걱정과 트라우마도 사라졌고 지하철 버스 타기가 무서운 나도 없어지고 사람 많은 곳도, 어딜 가든 그런 걱정 없이, 그런 몸이 완전히 다 사라져 버려서 너무 행복해요. 몸이 아프면 마음도 아픈데 제 아픔을 잘 공감해주시고 치료해준 원장님을 보고 한의사를 잠깐 꿈꾸기도 했을 만큼 저에게 너무 고마운 사람이에요. 앞으로 평생 조금이라도 체력이 약해진다면 바로 원장님을 찾아갈 거예요. 일하고 있는 제 모습을 보고 원장님 생각이 나서 글을 써보네요."

가끔 이렇게 환자들의 편지(?)를 받는데… 글 솜씨가 탁월했다. 아, 생각해보니 나는 이 학생의 전공도 물어보질 않았었다. 혹시, 국문과였을까? 길어지는 코로나 시국에 많이 지쳐가던 나에게 단비가 내리더니 머리 위에서 연둣빛 새싹이 빼꼼히 하나 올라오고 있었다. 소식을 전해주어서 너무 고마워요. 나도, 가끔 이렇게 보고 소식 전하며 같이 나이 들어가면 좋겠어요~ 무소식이 희소식이겠지만요.

분포가 적은 희귀한 체질이 있습니다

오상 체질 의학에서 말하는 토실인(土實人)은 사상 체질 의학의 태양인에 해당합니다. 이제마 선생님은 태양인이 1~3%가량 분포한다고 하였는데, 오상 체질의 토실인과 금실인을 합한 숫자가 태양인에 해당하므로 토실인 하나의 체질로는 사상 체질의 태양인보다 더 적은 숫자일 것으로 생각됩니다. 어떤 학문이든 간에 소수에 관한 연구는 잘 안 이루어지기 마련입니다.

희귀 난치 질환에 대한 연구가 제대로 진행되지 않는 가장 큰 이유는 그 질환 자체가 '희귀'하기 때문입니다. 숫자가 적으니 연구를 하기도 어렵거니와, 연구를 통해 약이 개발이 돼도 그 혜택을 받는 숫자가 매우 적어 수요 공급의 원리에 의해서도 연구가 진행되기 어려운 것이 현실입니다. 개개인의 체질을 구분하여 섬세한 개인 맞춤 처방으로 발전한 한의학에서도 소수 체질에 대한 연구는 많이 진행되지 못했습니다. 사상 체질 의학의 이제마 선생님은 태양인 체질을 명확히 구분하고 설명하였지만, 그 치료 처방은 오직 한 가지밖에 제시하지 못했습니다. 체질을 태양인으로 감별하면 실질적으로 치료할 방법이 거의 없는 형편이었습니다. 오상 체질 의학에서는 토실인(土實人)과 금실인(金實人)의 처방을 상당수 창방하여 상당한 진척을 이루었다고 생각됩니다. 그래도 여전히, 스양인(화실인), 소음인(수실인), 태음인(목실인)의 다양한 처방에 비해서는 처방의 가짓수가 적어 처방 운용이 제한적일 수밖에 없습니다. 다행히도, 미주신경성 실신은 토실인의 4가지 처방만으로도 잘 낫는다는 것을 여러 번 확인할 수 있었습니다.

수년간 간단한 외출조차 힘들었어요

"12년 전부터 갑작스러운 실신 증상이 생겼고, 치료를 위해 서울에 있는 대형 종합 병원을 가서 검사한 결과 '미주신경 실신'이라는 진단을 받게 되었습니다. 하지만 치료약도 없고 증상이 오면 다치지 않도록 빨리 누우라는 의사 선생님의 말씀을 듣는 게 다였습니다. 한 번 전조 증상이 오면 등으로 오는 통증과 메스꺼움 등이 일주일여 간 계속되었고 거의 한 달에 한 번 꼴로 반복되었습니다. 새로운 치료 방법이 개발되었는지 항상 관심을 기울였으나 그것은 항상 기대로 끝나 버렸습니다. 지난해(2018년) 겨울 아이와 남편의 독감이 함께 왔고, 가뜩이나 약해졌던 몸이 스트레스로 인해 거의 기력을 잃는 상태까지 되었습니다. 기력이 없어진 상태에서 외부 활동이나 외출은 엄두내기 힘들었고, 그 두려움 때문에 약간의 공황 장애와 비슷한 상태까지 경험한 것 같습니다."

남편분과 함께 내원한 40대 중후반의 어둡고 기력 없는 안색에 소극적인 태도의 여성분. 남편분이 옆에서 정성스레 아내분의 증상과 여태까지의 히스토리를 설명하는 상황을 보니, 뭔가 남편분이 치료에 회의적인 아내를 끌고 온 형국이었다. 나중에 알게 된 사실이지만, 이 아내분은 한약 먹기를 싫어했다! '먹기 귀찮고, 맛없는 약' 이런 느낌이라, 이 40대 여성분을 아이 달래듯 살살 어르고 달래어 한 달만 더 먹자, 15일만 더 먹자 해가며 치료를 끌고 가야 했다. 아이구, 이분도 몸이 좋아져서 좋긴 한데, 한약 먹기는 지겹고, 그런데 남편이 옆에서 자꾸 열심히 먹으라고 설득하고, 원장도 자꾸 불러다가 15일만 더 먹자, 한 번만 더 먹자 해가며 응원하고 있으니 하기 싫은 공부지만 엄마 얼굴 봐서 한다는 착한 딸내미마냥 그렇게 치료를 쫓아왔다. 나는 너무 이 환자를 고쳐 놓고 싶어 안달이 났는데 환자가 뭉기적거리니 답답하기는 했지만, 같이 옆에서 으쌰으쌰 응원하는 남편분이 있어서 그나마 끝까지 힘을 낼 수 있었다. 치료 중간 중간에 증상이 출렁일 때 남편분이 확신을 가지지 못하는 아내를 지지하고 이끌어주어 마지막까지 치료를 완료할 수 있었다. 역시나 치료를 끝까지 잘 완주하는 데에는 열심히 지지해주는 가족이 큰 힘이 되어준다.

실은 이 아내분은(그녀의 뜨뜻미지근한 치료 의지와는 달리) 상당히 오랜 기간 고생을 하고 있고, 몸 상태도 꽤나 안 좋은 상태였다. 미주신경성 실신이 생겨난 것은 12년 전인데 최근 들어 더 심해져서 최근 1년 동안에는 실질적인 실신만 3회, 쓰러질 듯한 전조 증상은 7~8회 겪었다. 그간 빅5 대형 병원을 다 돌아다니며 검진, 진단을 받았지만 별다른 치료를 받지 못하고 지내온 세월이 10년을 넘어가고 있었다. 2018년 12월 진료실에 처음 봤을 때는 기본적인 초등학생 아이 돌보기와 외출하여 교회 다녀오기를 할 만한 정도의 체력도 없어서 자꾸 실신 증상이 나타나 일상생활이 힘든 상태였다. 미주신경성 실신은 대체로 특정 상황에서만 유발되는 경우가 많아서 증상이 아주 극심하지 않다면 성인은 무난히 혼자 내원하는 경우가 많은데, 이 아내분은 한의원에서 비교적 가까운 곳에 살고 있었지만, 실신이 염려되어 혼자 한의원에 올 수 없어 남편을 동반해야만 내원할 수 있었다. 즉, 지금 40대니, 이미 30대부터도 아주 작은 에너지 레벨로 인해 외출도 맘 편히 못해 주로 집 안에서만 지내야 하는 상태였다. 아까운 나이였다.

환자는 엄마 역할, 아내 역할을 충분히 해내지 못하는 안타까움을 언뜻언뜻 내비쳤다. 아이를 돌보는 생활만으로도 버거운 하루를 보내 저녁이면 매우 피로한 상태가 되는데, 이제 막 퇴근해서 집에 돌아온 남편은 대화를 하고 싶어 한다며 환자분은 이를 상당히 힘들어했다. 남편분은 주말이면 남들처럼 평범하게 아이와 부부가 다 같이 나들이를 하고 싶은데 그조차 하기 힘들었던 지난날을 이야기하며 진료실에서 눈물을 보이며 슬퍼하셨다. 아마도 소박한 꿈이었을 평범하고 단란한 가족의 모습조차 불가능했던 12년의 세월이었다.

이런 환자들은 기본적인 에너지 레벨, 기초 체력이 매우 낮아 조금만 활동 반경을 넓혀도, 조금만 신경 써야 하는 상황, 놀라는 상황을 만나도- 그 소모되는 에너지를 감당하지 못해 어지러움이 유발되고, 자칫 컨디션 조절을 잘못하면 실신으로 이어지게 된다. 에너지 레벨이 낮으면 심장 박동이 빨라지면서 불안 초조감을 동반하는 경우가 많은데, 이를 단순히 불안 장애로 인한 교감 신경 항진으로 이해하기보다는, 에너지가 부족할 때 몸이 이를 보상하기 위해 조금이라도 심장 박동을 높이는 보상 기전으로 봐야 할 것 같았다. 환자에 따라 불안 양상이 강한 경우에는 초반의 강한 불안을 잡기 위해 불안을 해결하는 열을 풀어내는 한약 위즈의 처방이 적용되지만 강한 불안이 가라앉고 나면 체력을 보강하는 한약 치료를 지속하면서 심장이 두근거리고 초조 불안해지는 증상이 점차 없어지는 것을 볼 수 있다. 이 환자의 경우는 불안의 양상이 상당히 허증성(몸이 약해서 생겨나는 증상)이라 초반부터 태음인의 하단전을 보강하는 처방을 위주로 활용하였다.

치료를 시작하고 1달이 지나면서, 공복일 때 발생하던 불안감이 점차 완화되기 시작했다. 불안을 안정시키는 한약을 사용한 것이 아니라, 기초 체력을 보강하는 처방을 활용한 결과였다. 2달 즈음 되면서는 소화 불량감이 좋아지고, 공복 불안감이 아예 없어진다. 불안정하던 수면이 좋아지고, 늘 힘들던 등, 어깨의 경직감도 줄어든다. 몸의 기혈(氣血)이 여유로워지고, 불안으로 인한 과긴장이 안정되어서 나타나는 결과다. 그런데 아이의 새학기가 시작되는 3월이 가까워지자, 불안감이 생겨났다. 아이의 학년이 올라가면서 챙겨야 할 것도 많고 공부해야 할 분량도 많아지는 시기라며 심리적 압박을 받고 있었다. 실질적인 스트레스 자극이었다. 우리나라는 초, 중, 고 모든 학교가 3월에는 새 학년 새 학기가 시작되니 3월은 자녀를 둔 모든 가정의 아이와, 부모가 힘들어하는 시기가 된다. 누구나 매년 겪는 변화지만, 몸이 약하면 대수롭지 않은 스트레스에도 증상이 많이 출렁이게 되는데, 그간 상당히 좋아졌던 증상들이 다시 조금씩 파도를 타기 시작하자 환자는 불안감이 생겨서 스스로 가정의학과도 방문해보고, 대형 상급 병원도 방문하면서 검사를 해보지만 또 검사상 이상이 없다고 나오니 별수 없이(?) 또 한의원 치료를 차분히 진행하였다. 다행히 4월부터는 다시 또 전반적인 증상이 안정화되었다. 아마도 새 학기 3월을 어느 정도 보내고 적응이 된 영향도 있었던 것 같다.

4월 초 즈음에는 팔다리 힘 빠지는 증상이 없어지고 공복일 때 생기던 어지러움 등은 거의 없다면서 많이 좋아졌다고 말한다. '물 먹은 솜' 같던 몸이 이제는 가볍다며, 아침에 아이 등교 등으로 일이 많으니 몸이 좀 힘들다가도 오후에는 괜찮아진다고 한다. 점차 엄마 역할, 아내 역할의 일상생활이 가능해져서 이제는 어느 정도 아이 케어도 되고, 교회도 다닐 수 있고 실신과, 실신 전조 증상도 없어진다. 아직은 그래도 오전에 좀 힘든 상태다. 아직도 에너지가 충분하지는 않다. 4월 말 진료일이 되자, 평소 추위를 많이 탔었는데 요즘에는 추운 것을 잘 모르겠다, 가족들은 춥다는데 본인은 반팔을 입고 다닌다는 말은 한다. 정말 좋은 양상이다. 이제는 슬슬 에너지에 여유가 생기나 보다. 5월 말 내원했을 때는, 그간 건강이 많이 좋아졌다, 잦던 두통도 10일 이상 없었다며 환자는 차분하고 옅은 미소를 짓는다. 불규칙한 양상이 종종 보이던 심장 박동도 안정화되어 있었다. 6월 초에는 남편분이 함께 내원하셨는데, 그간 늘 걱정이 많았는데 지금은 남편분도 안 좋은 생각이 안 들고 많이 편해졌다며 기쁜 소식을 전한다. 6월 중순을 마지막 내원으로 그렇게 치료를 마쳤다.

최근에 나는 잘 아는 지인 한 명이 폐암 진단을 받아서 너무 가슴 아프던 나날이 있었다. 어떻게 저렇게 성실하고 열심히, 또 긍정적으로, 선하게 살아온 사람에게 폐암 선고가 내려지는지 그 인생의 아이러니가 너무 야속해서 한동안 가슴 먹먹하게 지내고 있었다. 여기저기 병원을 알아보고 소개하여 신촌에 있는 대형 병원에 가게 된 지인은,

뜻밖의 소식을 전했다. 최근 폐암의 면역 치료가 어마어마하게 발달되어 완치 수준으로 별 어려움 없이 나을 수 있다는 설명을 들었다는 것이다. 폐암이? 완치라니? 빠른 검사와 진단으로 일찍 발견한 행운도 작용했겠지만 최근에 활용되고 있는 이 폐암의 면역 치료법이 전세계적으로 활발하게 연구 개발되고 있는 핫한 신기술이라는 것도 알게 되었다. 폐암이라고 하면 곧 사형 선고나 다름없었던 시절이 불과 몇 년 전이었던 것 같은데 그야말로 놀라웠다. 대단했다. 정말 이렇게 한 해 한 해가 다르게 발달하고 있구나. 멋지다! 그러다가 문득 생각이 났다. 그런데 내가 진료하고 있는 이 실신 분야는 그 사이 별로 달라진 게 없었다. 7~8년 전 처음 내가 실신을 치료하기 시작하던 그 시절이나 지금이 다름이 없었다. 이 분야만큼은 아직도 현대 의학이 빠른 발전을 하지 못하고 있나 보다.

그래서 환자의 12년이라는 세월은 정말 길고 길었다. 소위 말하는 빅5 병원을 모두 다녀보았지만 별 뾰족한 수가 없어서 새로운 치료법이 나오는 게 있나 가끔 검색해보며 그 세월을 지났다는 그와 그녀. 그러다가 2018년이 되어서야 내 한의원을 검색해보고 찾아왔더랬다. 그리고 그제야 다시 삶을 찾았다. 한의학의 관점에서는 그리 어려운 질환이 아니었는데, 이 환자는 지척에 한의원을 두고 12년간 개발되는 신기술이 없나 기다리고 있었던 것이다. 아직도 어딘가에는 이런 환자들이 있지 않을까? 그래서 나는 이렇게 책의 힘을 빌려 본다. 아직도 어디엔가 그렇게 기다리고 있을 환자들에게 이 이야기가 닿길 바라며.

엄마, 라는 건

처음, 나에게 아기가 생겼다는 것을 알았을 때 느꼈던 감정은 아마도 '무거움'이었던 것 같다. 10년이라는 잠깐 세월 사이에 또 많이 분위기가 변해서 이제는 결혼과 출산이 선택이라는 느낌이 강해졌지만 십수 년 전의 나는 뭔가 고등학교를 졸업하면 대학을 가듯, 대학을 졸업하면 결혼을 하고, 결혼을 했으면 곧 아기를 낳는 것이 당연한 수순인 듯 과정을 밟아가고 있던 터였다. 그 당연한 과정에 별다른 마음의 준비라든가, 그 당위성에 고민을 하지 않은 채 임신을 하였다. 분명히 의도한 임신이었지만, 막상 현실이 되어 생겨난 생명은 무거움으로 다가왔다. 가뿐한 내 몸 하나로 홀홀거리며 살던 철없는 20대를 지난 지 얼마 안 된 새내기 30대에게 하나의 생명, 하나의 삶을 책임져야 하는 위치에 놓였다는 사실은 그저 마음을 짓눌렀다.

아마도 남편도 그랬던 것 같다. 아이는 꼭 낳아야 한다며, 혹시 결혼한 이 여자가 아이를 낳고 싶어 하지 않을까 봐 (그런 분위기가 농후해 보여서) 오직 아이만큼은 꼭 있어야 한다고 쐐기 박아 놨던 이 남자도, 아기가 생겼다니 - 원래도 별 말 없고, 원래도 별 표정 없는 남자였지만 - 한동안 더 과묵해져 있었다. 서로 별말은 안 했지만 우리에게는 부.모.가 되어야 한다는 무거운 책임감이 감돌고 있었다.

그런데 그 시간도 잠시, 아기는 저절로 배 속에서 자라나 때가 되니 태어났고, 태어나니 정신없는 육아로 나를 몰고 갔다. 아기가 태어나자 육탄전을 치르며 육아와 일을 병행하느라 눈코 뜰 새 없는 그 시간 속에서도 '내가 세상에 태어나게 한 이 아이에게 가장 최선의 삶이 무엇일까, 가장 좋은 삶이란 과연 어떤 삶일까'를 주제로 끝없는 엄마 철학을 할 수밖에 없었다. 내 삶도 어떻게 사는 것이 가장 좋은 삶인지 아직도 몰라 남들의 삶을 계속 기웃거리며 읽어보고 있고, 지구상에서 수백, 수천억은 계속 반복되었을 그 모든 사람들의 삶과 별다를 바 없을 게 틀림없는 평범한 삶에서 어떤 의미를 찾아야 하나 고민하고 있는 마당에, 내가 낳아 놓은 아이의 삶까지 고민해야 한다니 이것만큼 어려운 것이 없었다.

미숙한 새싹 엄마로 내게 태어난 아이들의 손과 발, 웃음과 울음이 되어 살다 보니 어느덧 엄마 역할에 제법 익숙해진, 책임감이라는 것도 좀 자라난 나름의 어른이 되어있었다. **그렇게 엄마로서 담금질이 되고 나니 그제야 환자 옆에 보호자로 같이 온 엄마들이 보이기 시작했다.**

미주신경성 실신은 실신 중에서는 제법 가벼운 실신으로, 금방 깨어나기도 하고, 직접적으로 뇌나 심장에 기질적 이상이 있는 것이 아니어서 중증 환자가 넘쳐나는 대형 병원에 가면 별다른 취급을 받지 못하는 실정이다. 고작해야 또 쓰러져 다치면 안 되니, 전조 증상이 느껴졌을 때 대처하는 요령을 설명 듣고 별다른 약도 손에 쥐지 못한 채 병원을 나서게 되는 경우가 많다. 그런데 이런 실신이 자주 반복되면 상당히 심각한 처지가 된다. 병은 일상을 제한해 들어오는데 병원에서는 해줄 게 없다고 한다. 그러니 환자의 가족들은 모두 깊은 근심에 싸이게 된다. 내 한의원에 발걸음하기까지 환자들과 그 가족들은 다들 그렇게, 힘든 과정을 거쳐서 오는 것이다.

그렇게 엄마는 아이의 옆에 무거운 어깨와 힘겨운 마음을 하고 앉아 있게 된다. 그 아이가 나이가 어리든, 다 큰 성인이든, 나이 든 중년의 자식이든 간에 말이다. 나로 인해 태어나게 된 이 아이가 이렇게 삶을 힘겹게 지나고 있는 모습을 보게 되는 엄마의 마음이 어떨지 짐작이 된다. 대부분 대형 병원에서 별다른 치료약이 없다는 말을 듣고 왔으니 내 작은 한의원에 와서 진료를 시작하면서도 표정이 안 좋다. 별다른 뾰족한 수가 없으니 한의원까지 찾아오기는 했는데 이 원장으로부터 어떤 얘기를 듣게 될지 몰라 마음 졸이는 분위기가 역력하다. 나는 먼저 환자의 이야기를 한참 듣고 이모저모 증상들에 대해 꼬치꼬치 캐묻기도 하며 손 바쁘게 차팅을 해가며 이런저런 궁금할 법한 설명들까지 하고 나면, 어린 환자 옆에 앉은 어머니의 근심 걱정을 얼른 덜어주고 싶어서 "괜찮아요, 잘 나아요, 이 정도는 제가 잘 고쳐드릴 수 있어요, 걱정 마세요." 한다. 이 말을 듣고서야 비로소 어머니는 얼굴이 밝아지고 잔뜩 긴장하고 움츠려 있던 어깨에 힘이 빠지고, 의자 등받이에 기대어 앉는다. 첫 진료날에 보여주는 어머니들의 이런 모습이 신기할 만큼 똑같다. 그리고 환자가 잘 나아가는 과정을 보면서 그 어머니의 얼굴에 미소가 생기고, 따뜻함과 여유가 조금씩 생겨난다. 정말 기분 좋은 과정이다. 이 일을 할 수 있는 것에 감사하게 되고, 보람을 느끼게 되는 과정들이다.

그렇지만 가끔은 정말 힘든 케이스도 있다. 꼭 실신 환자가 아니더라도 한의사 일을 하다 보면 현대 의학에서 아직은 경쾌한 치료가 없는 어려운 병을 안고 있는 다양한 환자들을 만나게 된다. 내가 그 해결책을 갖고 있을 때도 있고, 나도 어렵고 별 뾰족한 수가 없는 그런 병일 때도 있다.

나에게는 '어려운 환자의 어머니'라는 어구에 늘 떠오르는 분이 있다. 미주신경성 실신을 치료하다 보면 실신 양상이 흡사해 보이는 다양한 다른 질환 환자들이 찾아오는 경우들이 있는데, 이 환자도 그런 케이스였다. 이 환자를 정확하게 어느 한 가지 병명으로 설명하기는 힘들었다. 미주신경성 실신처럼 더운 환경이나 움직일 때 어지럽고 식은땀 나고, 시야가 흐려지고, 실신하는 주된 양상과 더불어 작은 자극에도 감정적으로 불안정해지며 화를 과도하게 내는 모습도 보인다. 또, 얼굴에 홍조가 많고, 여드름 가득한 모습과 함께 바르게 누운 자세에서 가슴이 답답해지면서 목덜미, 얼굴, 머리 쪽으로 과도하게 땀을 흘리는 증상도 있었다. 그러면서도 오랜 시간 병에 시달려서 기초 체력도 매우 떨어져 있었다.

양상이 이러하니 찾아갔던 상급 대학 병원에서 여러 가지 검사를 진행하여 **척추 뇌저 동맥 증후군(Vertebro-basilar artery syndrome)**이라는 진단명을 받았다고 한다. "원장님, 척추 뇌저 동맥 증후군이라고 아세요? 세브란스에서 그렇게 진단받기도 했어요."라고 조심스레 말하는 어머니. 하지만 나는 환자의 양상이 꽤나 심하고, 양상 자체는 여태까지 보아온 실신 환자보다 심하기는 하지만 아주 다르지는 않아 내가 치료를 시도해볼 만한 범주인 것 같다는 생각에만 골몰하며 환자의 양상을 세세하게 캐묻고 파악하기에 여념이 없었다. 초진 진료를 다하고 나서 그제야 생소한 척추 뇌저 동맥 증후군이라는 병명을 찾아보았다. 이는 뇌의 바닥 부분으로 흘러 들어가는 혈관에 동맥 경화가 생기거나, 퇴행성 척추에 의해 혈관이 압박이 되는 등의 원인으로 인해 순환력이 떨어지면서 어지러움이 생겨나는 질환이었다. 척추 뇌저 동맥을 촬영하여 진단하게 되고, 척추 뇌저 동맥이 척추에 의해 압박되고 있다면 뇌혈관 성형술을 하기도 하는 것으로 알려져 있는데, 수술을 하지 않고 증상이 관리될 수 있도록 하는 것이 더 좋다고 권고되고 있는 것 같았다. 이 아이는 증상이 상당히 심하여 학업을 지속하기 어려운 상황인데도, 병원 담당의는 뇌혈관 성형술은 그 위험도가 너무 커서 안 하는 것이 좋겠다 하였다고 한다.

어머니는 그 무엇도 할 수 없는 상황에서 제3지대 의학, 즉 한의원에 지푸라기라도 잡는 심정으로 왔던 거다. 그저 내가 치료한다고 표방한 '미주신경성 실신'과 아이가 보이는 증상이 비슷해 보였기 때문이었다. 이 척추 뇌저 동대 증후군은 간단히 말하면 척추에 의해 눌려져서 혈관이 공간이 좁아지거나, 아니면 뇌혈관 안쪽에 노폐물이 쌓이면서 혈관이 좁아지면서 뇌로 공급되는 혈액 양이 줄어들어서 어지럽고 심하면 실신도 한다는 것인데, 10대 후반의 어린 나이니 동맥 경화가 생겼다고 생각하기는 어렵고 경추에 의해서 눌려졌다고 의료진이 판단한 것 같았다. 정말로 척추에 의해서 구조적으로 압박되어 나타나는 증상이라면 내가 한약으로 치료한다고 과연 좋아질까? 싶은 상황이었다. 그렇지만 수술 불가 - 상황에서 한약 치료를 굳이 시도 안 해 볼 이유도 없었다. 게다가 내가 보기에, (이 아이가 받아온 병명을 그냥 무시하고 보면) 이 환자는 심장열이 가득가득 차 있는 상황이었다. 심장열이 극심하면 실신도 유발되고, 정신과에서 말하는 '분노 조절 장애' 같은 모습도 보이게 된다. 한의학적인 논리로 실신, 감정 조절 장애, 안면홍조, 누운 자세에서의 과도한 식은땀 등 이 전반적인 증상들이 이해가 되고, 해결 가능해 보였다. 그렇게 치료가 시작되었다.

꽤나 양상이 어려워 보이고, 강한 심장열과 약한 체력 두 가지 모습이 극심하게 섞여 있으니, 나도 처방에 긴장을 안 할 수 없었다. 심장열을 풀어내는 처방과 소양인의 하단전을 보강하면서도 심장열을 자극하지 않는 부드러운 처방을 적절한 비율로 배합하여 치료를 진행했다. 치료 초기에 환자는 분명 똑똑한 학생 같은데 대화가 그리 잘 되지 않았다. 소위 말하는 '지리멸렬한 대화'까지는 아니어도 논리적인 대화가 잘 안 되고 있었다.

대신 아이 옆에 앉은 어머니가 아이에 대해 상세하게 설명을 해주었다. 어머니의 설명은 늘 정말 차분하고 섬세했고, 치료를 진행하면서 아이가 변화하는 그 작은 느낌, 언변, 감정까지 모두 포착해 전달해

주셨다. 자신의 몸을 관찰해도 저렇게 자세하게 파악할 수 있을까 싶을 정도였다. 어머니는 직장까지 다니고 있는데도 아이와 엄마가 한몸인 듯 아이를 케어하고 살피고 있었다. 아이는 평소에 분노 성향이 곧잘 표출되고 있었기에, 그런 아이를 오랜 기간 대하기가 어려웠을 텐데도 어머니는 아이의 그 모든 행동 범주를 다 끌어안고 묵묵히 견디고 받아주는 모습을 보이고 계셨고, 아이도 감정 조절이 안 되어 화를 내고 큰소리를 내면서도 그런 자신을 다 받아주고 있는, 자신을 지극히 사랑하는 어머니라는 것을 잘 알고 있는 듯했다. 진료실에 앉은 아이와 엄마, 두 사람에게는 단단한 사랑과 두터운 신뢰가 반석처럼 깔려 있다는 것을 나는 느낄 수 있었다. 그 모든 반석을 만들어낸 것은 어머니였을 테다. 그 든든하고도 고된 인내가 존경스러웠다. 진료실에서 만나는 모든 어머니가 그렇지는 못하기 때문이다. 나였다면 저렇게 넓고 깊게 아이를 품는 엄마가 될 수 있었을까?

다행히도 환자는 치료를 진행하면서 여러 가지 증상의 개선을 보였다. 오랜 기간 학생을 담당하던 선생님으로부터 아이가 집중을 할 수 있게 되었다, 이해도가 빨라졌다, 수업을 지속할 수 있는 체력이 생겨났다는 평을 받게 되었다. 또 실제로 치료 초기에는 손가락 하나 까딱 안 하고 모든 일에 의욕이 없던 아이가 자기 방을 청소하기 시작하고 일상에 의욕을 토이기 시작했고, 자제력이 생겨났고, 분노를 조절하기 시작했다. 조금만 걸어도 뚝뚝 떨어지던 땀이 많이 줄어들고, 얼굴과 등에 분포하던 피부 여드름이 줄어들며, 늘 홍조를 띠던 얼굴이 하얗게 좋아지기 시작했다. 어지럼증과 실신도 많이 좋아졌다. 치료 중반 즈음에는 빈발하던 두통 횟수가 줄어들고, 말을 길고 조리 있게 할 수 있게 되었다. 늘 정리가 안 되어 쓰레기통 같던(어머님 표현입니다) 방이 어느 정도 정리 정돈이 되기 시작했다. 치료 후기에는 바르게 누우면 가슴이 답답해지고 얼굴 머리에 식은땀이 나면서 어지러워져 누워있기 힘들던 증상도 좋아져 바르게 누울 수 있게 되었다. 아이는 어느 날부터 말쑥하고 스마트한 학생의 모습으로 내원하기 시작했다. 어딘가 초조하고 답답해하며 조리 있게 말하지 못하던 학생이 이제는 제법 여유로운 미소를 띠며 어머니와 농담을 섞어가며 대화를 하고 있었다. 달라진 환자의 모습에 나도, 옆에 있던 동료 원장님도 눈이 휘둥그레졌다. 놀라운 변화였다.

그렇지만 입시 기간을 지나고 있던 터라 힘든 수험 과정을 겪으면서 업다운도 있고 다시 힘들어지는 기간도 있었다. 평탄하고 쉬운 과정이 아니었다. 그리고 어려운 풍파를 지나는 동안, 한동안 환자와 어머니의 모습이 보이지 않았다. 어쩔 수 없이 나는 입시가 끝나고 다시 연락이 오기를 숨죽여 기다리고 있었다. 그렇게 한동안 치료를 쉬고, 입시를 거치고, 해가 바뀌어 다시 내원하였을 때는 그래도 치료하여 좋아졌던 상태는 어느 정도 유지가 되고 있었다. 그렇지만 입시는 가혹했다. 다시 만난 어머니는 많이 힘들고 지쳐 있었다. 그 모습에 나도 마음이 무거워졌다. 학생이 다시 내원하게 된 이유는 최근 들어 감정 조절이 힘들어졌기 때문이었다. 많은 감정이 생기고 쌓였을 입시 과정이었으니 그럴 만했다. 나는 다시 심장열을 풀어내는 한약을 처방했고, 다행히 학생은 다시 안정적인 모습으로 회복될 수 있었다. 힘든 시기를 지나며 많이 지쳤지만, 학생도, 어머니도 시간의 흐름에 따라 다시 상처를 추스르고 다시 또 서로의 든든한 버팀목이 될 것이다. 엄마라는 건 아마도, 뿌리 깊고 무거운 책임감이기도 해서, 지쳐 쓰러졌다가도 아이를 위해 다시 힘을 내게 되는 것 같으니까….

이 환자는 척추 뇌저 동맥 증후군이었을까?

일반적으로 설명되는 척추 뇌저 동맥 증후군이 동맥 경화증이나, 척추의 퇴행성 변화로 인한 혈관 압박 등에 의해서 설명되고 있고 이는 노년층에 좀 더 호발하는 질환으로, 어쩌면 이 학생은 척추 뇌저 동맥 증후군이라는 진단이 잘 맞는 케이스는 아니었을 수 있겠습니다. 한약 치료로 증상이 개선되는 경과를 보인 것으로 추정하건대,

구조적 기질적인 원인으로 동맥혈의 흐름이 저하되었다기보다는 기립성 저혈압, 미주신경성 실신 등과 같은 기능적인 원인과 (심장, 심포열로 인한) 불안, 공황 등으로 인해 어지러움과 실신 증상이 나타났을 것으로 생각됩니다. 이처럼 구조적인 관점에서 명확한 원인이 찾아지지 않는 어지러움, 실신이라면 한의학적 치료가 의미가 있으리라 생각합니다. 그러나 실제 척추 뇌저 동맥이 구조적으로 압박되어 증상이 나타나는 척추 뇌저 동맥 증후군이라면 한의학적인 치료가 효과적이지 않을 수 있습니다.

기립성 빈맥 증후군

"주말 근무 중 어지럼증을 느끼고 쓰러진 후 응급실로 실려갔습니다. 병원에서는 기립성 빈맥 증후군이라며 약을 처방해주었는데, 그 뒤로도 어지럼증과 두근거림이 심하고 몇 번이고 실신할 뻔하였습니다."

미주신경성 실신은 실신 중에는 상당히 흔하기도 하고 검사를 안 해도 문진만으로도 진단명을 낼 수도 있기 때문에, 내게 오는 환자는 대부분 '미주신경성 실신'이라는 진단명을 갖고 온다. 그런데 여태까지 봤던 환자 중에 딱 한 명간이 '기립성 빈맥 증후군'이라는 진단명을 받아왔었다. 아무래도 증상이 상당히 심해서 대학 병원에서 검사를 체계적으로 진행하여, 세분화된 진단을 받게 된 것 같았다. 기립성 빈맥 증후군은 기립성 저혈압이나 미주신경성 실신과 매우 비슷한 양상을 보이지만 일어설 때(기립 시) 심박수가 증가되는 양상이 차이점이 있다.

근처 대학 병원에서 진단을 받고 이후 내 한의원에 내원했던 이 환자의 첫인상은 "정말 심하다"였다. 미주신경성 실신의 경우 증상 발생 빈도가 잦고 심한 경우라도 진료실에 앉아서 문진을 하는 과정에서는 정상인과 크게 다를 바 없는 모습을 보이는 편인데, 이 환자의 경우 정말 기초적인 모든 생활이 안 되고 있는 듯했다. 옷매무새를 갖추고 올 상황이 아니구나 싶고, 실제 앉아 있기도 힘들어 보였으며 차분한 대화가 가능한 눈빛이 아니었다. 보호자로 동반한 남편분이 대부분의 문진을 대신해주는 형편이었다.

증상이 처음 발생한 것은 2017년 10월 21일 즈음인데, 내 한의원에 내원한 것은 한 달 즈음 지난 시점인 11월 18일이다. 환자는 갑자기 어느 날 아침 어지럽고, 앞이 잘 안 보이고, 걷고, 계단을 오르는데 심장이 빨리 뛰더니 시야가 어두워져 실신을 했고, 깨어보니 응급실이었다고 한다. 대개, 실신을 하고 응급실까지 가서야 의식이 돌아오는 경우는 아무래도 30분 이상 의식이 없기 마련이어서 의식이 없었던 시간이 얼마나 되었는지 물어보니, 2시간 정도였다는 답변이 돌아온다. 미주신경성 실신도 정말 심하면 의식이 돌아오기까지 오래 걸리는 경우들이 좀 있는데, 많지는 않다. 매우 적다. 그러니 이 환자는 꽤나 중증이었다. 심전도, MRI, CT 등에서 정상(이상 없음)이 나오고 기립경 검사에서 양성 반응이 나왔고, 기립성 빈맥 증후군 진단을 비교적 신속하게 받았다. 그러나 그 이후로도 계속 어지럽고, 심장이 빨리 뛰고 지속적으로 두통이 있으며, 평소처럼 걷기도 힘들고, 일어서서 바로 움직이지 못하고 쉬었다가 행동해야 했다. 병원에서 혈압 강화제를 처방해 줘 복용했으나 증상의 호전이 없어, 내 한의원을 찾아온 것이다. 증상도 심하고, 세부 병명도 좀 다르게 왔지만, 내가 보기에는 굳이 치료 방법이 다를 필요가 없어 보였다. 늘 하던 대로 체질 감별과 환자의 허실 파악에 집중하였다. 그녀는 태음인이었다. 태음인은 전반적인 체력이 떨어져 있을 때는 대장 기능이 약해져 있는 경우가 많다. 대장을 보강하면 된다. 치료의 방향은 잡혔다.

그런데 이 와중에도 환자는 출퇴근을 하고 있다고 한다. 행정 업무라 조심조심 출근, 퇴근만을 하고 있는 상황이라고 하는데, 일단 나는 불가피한 출퇴근 외에 다른 활동을 하지 말라고 신신당부를 했다. 많은 실신 환자들이 출퇴근을 어렵게 지속하는 편이고, 출퇴근은 생업의 문제이기도 하다. 따라서 나는 가능하다면 좀 일을 쉬면 좋으나 여의치 않으면 딱 출퇴근만 하고 그 외 모든 운동, 모음 약속, 쇼핑 등을 피하라고 설명 드리는 경우가 많은데, 이분에게도 동일한 티칭을 적용하였다. 그런데 지금 생각해보면 출퇴근과 업무가 어떻게 가능했나 싶다. 몸 상태가 이 지경인데도 출퇴근을 해야 하는 업무가 무엇인지, 이 지경인데도 가능한 업무는 무엇인지 좀 궁금했다.

증상은 매우 심했으나, 호전은 쾌속이었다. 첫날 체질 진단을 하고 한약 복용을 시작해 일주일 만에 다시 내원하였을 때는 이미 어지러움이 30~40% 호전되고, 일상이 전반적으로 편해져 있었다. 다시 2주 후에 내원하였을 때는 하루에도 수시로 있던 어지러움이 하루 1회가량으로 줄어들어 있었고, 다시 2주 후에 왔을 때는 일주일에 1회가량 어지러움을 느끼는 수준으로 좋아져 있었다. 환자의 얼굴에도 웃는 표정이 돌아오고, 눈빛도 안정되어 있었다. 치료를 시작한 지 5주 만이다. 기립성 빈맥 증후군이 생겨나기 전부터도 만성적으로 한 달에 3~4회는 발생하던 두통도 이미 없어진 지 2주가 넘었다. 그리고 환자는 초반에는 급한 주소증을 얘기하느라 언급하지도 않았던 평소 불편했던 수족냉증이나 생리통이 나아졌으면 좋겠다는 말을 한다. 이 말을 듣는 순간 나는 긴장이 탁 풀렸다. 아이고, 이제는 정말로 환자가 많이 나아졌구나, 급하고 힘든 증상이 나아졌다고 생각하니 손발이 차고, 생리통 있는 것도 이제 생각이 나고, 원장한테 같이 치료해달라고 해야겠다는 생각이 들었구나 싶었다. 나도 한시름 놓고, 얼굴과 어깨에 힘을 풀고 미소를 머금게 된다.

"하하. 네네 그것도 좀 더 좋아지실 거예요~" 역시 한약이라고 하면, 손발 찬 것과 생리통을 치료할 수 있다는 통념이 있나 보다. 이후로 호전된 컨디션이 안정되게 유지되도록 2달 정도의 치료를 더 진행하고 마쳤다. 등장은 강렬했으나 이후로는 무탈하고 평화롭게 진행되었던 케이스다.

한의학에는, 현대 의학에는 없는 보(補), 사(瀉)의 개념이 있기에 미주신경성 실신, 기립성 빈맥증후군 등이 보다 잘 나을 수 있다고 생각한다. 한의사 일을 하다 보면 현대 의학으로는 난치인 질환들이 한의학 치료로는 비교적 신속하고 쉽게 호전되는 경우를 종종 보게 되는데, 이럴 때마다 점점 더 가속화되는 눈부신 발달에 경외감을 느끼게 하는 현대의 과학, 의학도 아직은 밝혀내지 못한 미지의 영역이 많다는 것을 느끼게 된다. 마이너 의학의 입장에서 한의학은 현대 의학과의 소통이 매우 절실함에도, 현대 의학 용어로는 설명을 할 수가 없는 한의학만의 개념, 생리, 병리 기전 등이 있어 한의학적 생리, 병리로 환자의 몸을 이해하고, 기(氣), 음(陰), 양(陽), 경혈(經穴), 경락(經絡), 한(寒), 열(熱), 허(虛), 실(實) 등의 용어로 환자에게 설명하게 된다. 언젠가는 통합적인 관점에서 인체를 이해하고 설명할 수 있게 되지 않을까.

미주신경성 실신, 기립성 저혈압, 기립성 빈맥 증후군은 모두 같은 원리로 치료합니다

이 외에도 미주신경성 실신과 비슷하지만 조금씩 다른 분류의 질환으로 내원하는 환자들을 만나게 됩니다. 일어서면 어지럽고 속이 메슥거리거나 두통이 동반되고, 증상이 심화되면 실신으로 연결될 수 있다는 공통점으로 인해 미주신경성 실신과 비슷한 기립성 저혈압, 기립성 저혈압으로 인한 실신, 뇌전증, 자발성 두개내 저압증, 척추 뇌저 동맥 증후군, 기립성 빈맥 증후군 등을 3차 병원에서 진단 받고 오는 환자들이 있었습니다. 한의학적 관점에서 보면 미주신경성 실신, 기립성 저혈압, 기립성 빈맥 증후군은 굳이 구분하여 다르게 치료할 필요가 없었습니다. 현대 의학적 시각에서 보면 세세한 발생 기전이 다를 수 있으나, 실은 큰 관점에서 보면 기초 체력의 저하와 더불어 자율신경 실조로 인해 유발되는 심장 박동, 혈압 등의 조절 실조로 유발되는 증상들입니다. 자발성 두개내 저압증, 척추 뇌저 동맥 증후군, 뇌전증은 그 기전이 사뭇 다른데, 자발성 두개내 저압증, 척추 뇌저 동맥 증후군의 경우 증상이 매우 개선되고 좋아지는 경과를 보였고, 뇌전증의 경우는 3차 병원에서 뇌전증의 정확한 진단을 받지 못해서 환자가 미주신경성 실신을 의심하여 내원하여 치료를 진행하였던 경우(치료 도중 내원 도중 발생한 실신 양상이 뇌전증 발작 형태를 보여 재진단을 의뢰하여 뇌전증으로 다시 진단받게 되었던 케이스입니다.)와 뇌전증으로 진단을 받고도 증상의 완화를 환자가 원하여 치료를 진행하였던 경우가 있었는데, 흥미롭게도 동일 기전의 한의학 치료로 증상이 상당히 완화되는 경과를 보였었습니다. 그러나 뇌전증의 경우 저의 치료 경험이 미비하여 환자를 계속 맡고 있을 수 없고, 또한 어느 정도의 양방 치료 프로토콜이 있는 질환이라 한의학 치료가 양방 치료보다 더 나은지 개인적으로 판단할 수 없다는 생각하여 전원을 권하였습니다.

양방의 치료가 아직까지는 그다지 효과적이지 못한 기립성 저혈압, 미주신경성 실신, 기립성 빈맥 증후군에서는 한의학 단독 치료가 상당히 유효하다고 생각되며, 그 외 자발성 두개내 저압증, 척추 뇌저 동맥 증후군 등의 질환에서도 양한방 병행 치료, 경행 관리가 진행되면 훨씬 효과적일 수 있으리라 생각됩니다. 실제 소아 뇌전증의 경우 매우 긴 복약 기간과 이로 인한 부작용이 예상되는 경우 부모님의 적극적인 의지로 경희대 한방병원에서 치료를 진행하여 좋은 경과를 얻는 경우가 많은 편입니다.

군대

오늘 편지를 한 장 받았다. 우체부 아저씨가 전해주고 간 진짜 실물 편지. 봉투에 뭔가 선동적인 글씨체로 "정의와 자유를 위하여"라고 쓰여 있어서 '대체 이게 뭔가?' 의아했다. 그리고 받는 사람 칸에는 뭔가 살짝 삐뚤빼뚤한 아기 글씨(?)로 내 한의원 주소가 적혀 있고 받는 사람 이름으로 '원장님'이라고 되어 있다. 가위로 끄트머리만 살짝 잘라내어 봉투 속 편지를 꺼내본다. 아! 얼마 전에 한 달 후면 군대를 가야 하는데 실신이 더 잦아진다면서 급히 찾아온 청년(?), 젊은이(?) 가 보낸 거였다. 청년, 젊은이라는 단어를 쓰자니 내가 너무 올드해 보이지만, 이젠 이 건장한 20대 초반 남자분한테서도 뭔가 애기 같은 느낌을 받을 수 있는 나이가 된 건 틀림없나 보다. 다시 보니 아기 글씨가 아니라 열심히 쓴 20대 남자의 뭔가 성실한 귀여움이 묻어있는 글씨체였다. 이 환자는 4주 전에 이제 입대라면서 혹시 이 실신 증상 때문에 귀가 조치되면 안 된다며, 좀 더 치료하면 훈련 가능하다는 소견

서를 써 달라 요청하여 받아갔더랬다. 편지는 첫 마디에, "상태도 안 좋으면서 무슨 정신인지 모르겠지만 해병대입니다."라고 시작되고 있었다.

아니, 이럴 수가, 해병대였어!

커다란 덩치, 거무스름한 피부에 성격 좋게 잘 웃던 그 환자의 얼굴이 떠오른다. 흐흐, 하고 잘 웃으며 말하던 그 얼굴. 이 환자는 작년 봄에 병원에서 CT도 찍고 하여(미주신경성 실신은 검사 없이 문진만으로도 진단되는 경우도 많아 CT도 찍었다 - 고 하였습니다) 미주신경성 실신을 진단받았다고 하는데 이후로 점차 심해지는 추세라고 했다. 주로 많이 덥거나, 운동을 많이 하거나 술을 마시고 걷게 되면 실신감이 생겨난다고 한다. 또 눕거나 앉아 있다가 일어서는 자세 변화에서 느껴지는 어지러움인 기립성 현훈도 있고 가끔 머리가 띵하고 귀가 먹먹한 느낌이 주 2~3회씩 있다고 한다.

"그런데 저 원장님, 저 3주 후에 군대 가야 해요."
아이고. 내 표정이 "아이고" 하고 말하자, 이 친구가 또 "흐흐" 답변한다.
"오케이, 그럼 아직은 3주가 있으니까 그 사이에 호전 경과 확실하게 확인하고 한약 가지고 훈련소 들어가세요. 훈련소에 한약 가지고 들어갈 수 있어요? 군대로 택배는 잘 가더라구요. 저 군대로 한약 택배 많이 보내봤어요. 예전에는 택배 받기까지 며칠 걸리더니, 요즘에는 빠르게 잘 들어가더라구요. 요즘은 카톡도 되던 것 같던데…"

조금 촉박해졌지만 머리를 팽팽팽 돌려 계획을 짜고 군 입대 전까지 호전 반응을 파악하기로 했다. 더운 상황에서 어지럽고, 운동을 해도 어지럽고, 갑자기 훅 일어나도 어지럽다. 열이 많아서 신경 쓰는 상황에서는 안압이 차오르는 느낌도 종종 있고, 체력은 떨어져서 기립성 현훈도 있었다. 열을 풀어내서 안압도 편해지고, 더운 상황에서도 증상이 줄어들어 좋아지는 것을 확인하고, 얼른 체력을 보강하기 위해 보강약도 들어가기 시작할 즈음 이 환자는 입대를 해야 했다. 입대를 하고 첫 주말에 가족에게 물건을 택배로 부치고 편지를 쓸 시간을 얻은 모양인데, 그 기회를 이용해 나에게 소식을 알린 거다. 훈련도 잘 했고, 증상도 없어서 너무 다행이라고. 그 편지가 2주가 넘어서 나에게 도착했다. 아이고, 그 사이에 벌써 들고 들어간 한약 떨어졌겠네, 부랴부랴 처방 넣고 편지에 적어준 주소로 한약을 보낸다. 휴우~ 바쁜 하루를 보내고 기대어 앉으니 그 편지가 떠오르며 나직하게 **"멋지네~"** 혼잣말이 나온다. 꼬맹이 아들아, 너도 이 형아처럼 든든하게 잘 커주렴~!

그리고 생각해보니, 군대 가기 전에 급하게 나를 찾아왔던 청년이 또 있었다. 아니, 군대가 아니라 해군사관학교였나 보다. 내가 잘 모르는 분야이니 정확하지 않을 수 있는데 군대와 관련된 대학을 입학하더니 2년 후에는 배를 타고 장기간 나가 있어야 한다고 했으니 해군사관학교인가 보다 생각하고 있었다. 이 환자에게는 정말 잘 하고 싶은 꿈이었는데, 그 꿈이 너무 간절하여 불안 장애로 이어지고 있었다. 항불안제를 복용해도 크게 효과를 못 보고 불안 양상에 계속 시달리고 있었다. 머리가 멈춰지는 느낌도 있고 머리에서 박동이 느껴진다고도 했다. 온몸에 힘이 다 빠지고 귀에서 이명이 생기면서 실신을 하는데, 의식이 돌아오고 나서도 30분간 귀가 잘 안 들리다가 회복되었다고 한다. 초3 때 처음 실신을 겪어봤던 히스토리가 있는 이 환자는 대학을 입학하고 긴장감 강한 단체 생활을 하자 실신이 잦아져 휴학을 하고 쉬었는데도 그다지 좋아지지 않자 복학을 앞두고 나를 급하게 찾아왔다. 9월 개강을 3주 앞둔 시점이었다. 아이고, 이분도 3주였다.

개학 전까지 얼추 방향을 잡고 호전 반응을 확인하고 이후 치료는 학교를 다니면서 이어졌다. 아직 완연한 호전 상태가 아닌데 당장 빡빡한 단체 생활에 투입되니 환자도 힘들고, 치료하는 나도 덩달아 힘들었던 시기였다. 다행히 이 환자도 점차 더 좋아져 불안을 잠재우고 실신 없이 학교생활을 잘 할 수 있게 되었다. 그간 잘 지내고 있었다는 소식은 2년 후에 과민성 대장증후군을 치료하러 나를 다시 찾아왔을 때 들을 수 있었다. 이때에도 곧 한 달 후면 배를 타고 나가 몇 달 동안 바다 위에 있어야 한다며 이런 저런 치료를 해봤는데 소용이 없었다며 그제야 나를 찾아왔던 거였다. 아니, 또 급하네… 이때도 다급하지만 다행히 호전 경과를 보였고, 환자는 나머지 필요한 한약을 싸 들고 배를 탔더랬다.

군대를 전후로 하여 실신이 강해지는 환자들이 많은 편이다. 어느 정도 갖고 있던 실신 요인이 군대 훈련 생활을 하는 동안 심화되는 경우가 많았고, 군대 생활을 하면서 처음 미주신경성 실신을 겪는 경우도 꽤 있었다. 단체로 식사 후 계단을 오르는 데 갑자기 실신하여 동료들이 잡아주는 위험천만한 실신이 반복되는 환자도 있었고, 군 생활 중 계속 헛구역질과 어지러움, 실신이 이어져 불안 양상과 우울감도 동반되는 환자도 기억이 난다. 힘든 군 생활로 고생하고 오는 환자들을 만날 때면 군 생활을 잘 모르는 내가 괜스레 미안해진다. 어려서는 군인 아저씨들은 다들 튼튼하고 듬직하게 우리나라를 지키는 줄만 알았는데, 좀 더 커서 보니 튼튼하고 건강한 군인들보다는 그 긴장감 있는 단체 생활에 욱여넣어져서 힘들어진 사람들을 보게 된다.

안타깝고 섣불리 뭐라 말하기 힘들어진다.

그래도 이 사회가 덕분에 유지되고 있다.
여러분들 덕분입니다.

오늘 또 쓰러졌습니다

3장 동전의 양면

불안 장애와 실신은

머털 도사 같아

어릴 적에 〈머털 도사〉라는 인기 만화가 있었다. 누덕 도사의 제자 머털이는 10년 동안 온갖 허드렛일을 하면서 지내지만 배운 것이라고는 고작 머리털 세우기 하나라며 툴툴거리는데, 알고 보니 머리털만 세우면 무엇이든 원하는 것으로 변신할 수 있는 어마어마한 기술을 이미 전수받았더라는 사실을 알게 되며 시작하는 이야기이다. 나는 늘, 내가 배운 이 체질 의학, 정확히는 오상 체질 의학이라는 것이 머털 도사의 머리털 세우기와 비슷하다고 생각했다. 일단 머리털만 세우면 무엇이든 해볼 수 있는데, 무엇으로 변신해서 상대를 이겨야 할지를 결정하는 것은 실은 다 머털이의 몫이었다. 머털이처럼 전수받은 이 한의학 기술을 어떤 질환에 적용해서 치료해야 할지 찾아보는 것이 나에게 주어진 중차대한 임무 같았다. 어쩌면, 이는 옛사람들의 오랜 경험과 노하우가 축적된 보물 같은 한의학을 손에 잡아 든 모든 한의사의 공통된 임무이기도 한 것 같다.

체질 의학의 기본 개념은 '우리 몸의 모든 장기들인 오장육부의 알맞은 균형 상태를 회복, 유지하는 것이 건강'이라는 것이어서 항상 과잉 항진된 장기는 풀어주고, 약해진 장기 기능은 올려주면 자연적으로 본래의 신체 기능이 회복된다는 것이다. 비유를 하자면, 우리 몸 안에서 돌아가고 있는 여러 개의 톱니바퀴의 크기가 잘 안 맞아 삐그덕거리고 잘 돌아가지 않고 있으면, 그 크기를 잘 조절하여 톱니만 잘 맞게 해주면 다시 원활하게 기계가 돌아간다는 설명과 같다. 1, 2번 톱니가 크기가 달라지면서 전반적인 작동이 다 어그러지고, 이로 인해 다양한 증상을 보이고 있다면, 바깥으로 보이는 증상만을 좇아 겉을 치료할 것이 아니라 1, 2번 톱니의 크기만 다시 손봐주면 된다는 개념이다. 그래서 겉에서 보이는 증상에 연연해하지 말고 체질별로 잘 망가지는 장부(톱니바퀴)를 찾아서 치료해야 한다. 다르게 말하면, 그 환자의 현대적인 병명에 너무 휘둘리지 말고, 그 환자의 체질과 체질적 특성에 의해 보이는 양상들을 잘 간파해서 치료를 진행한다는 것이다. 그래서 의외로 현대 의학에서 속수무책인 여러 만성 질환, 면역 질환 등에 효과적인 경우가 많다. 체질 의학의 특징으로 설명하고 있지만, 실은 전반적인 한의학의 특징이기도 하다.

나는 이 머리털 세우는 능력이 어느 질환에 좀 더 힘을 발휘하는지 찾아보고 싶었다. 그래서 강동구의 평범한 한의원에 내원하는 동네 환자들을 치료하면서 그 환자가 동반해서 갖고 오는 여러 다른 질환들을 항상 주의 깊게 관찰하기 시작했다. 톱니바퀴만 잘 맞춰주면 내가 목표했던 주소증(주된 호소 증상)뿐만 아니라 곁가지 증상들도 같이 호전되기 때문이다. 처음 친구가 실신을 겪은 뒤 후유증을 가진 상태에서 내 한의원에 왔을 때, 늘 하던 대로 체질과 당시 몸 상태에 맞춘 한약을 처방하니 실신 후유증이 좋아지는 것을 보고, 아 이 체질 처방이 미주신경성 실신 환자에게 유효할 수 있겠구나 생각하게 되었다. 실신뿐만 아니라 이렇게 효과를 발휘하는 질환들을 계속 찾아보는 것이 한의사가 된 이후로 한동안 내가 가장 열심히 했던 일들이었다.

예를 들어, 어깨가 너무 뭉친 사람의 어깨 긴장을 풀어주기 위해 열다한소탕을 썼더니 그 환자가 고질적으로 같이 갖고 있던 콜린성 두드러기도 같이 좋아지더라 – 이런 류의 사례들을 유심히 살펴보는 것이다. 반대로 말하면, 콜린성 두드러기를 치료하기 위해 열다한소탕을 쓰면 효과를 낼 수 있다는 얘기가 되기 때문이다. 너무 더위를 많이 타고 땀이 많은 환자의 열을 줄여주기 위해 형방사백산을 처방했더니 더위 타는 양상과 땀이 줄어들면서 더불어 그 환자의 얼굴 여드름이 같이 개선되는 모습이 보였다면, 여드름의 깊은 뿌리 원인은 '열'이었다고 이해할 수 있다. 다음번에 여드름 환자가 온다면 '열'이라는 범주 안에서 다양하게 열을 풀어내는 처방을 활용할 수 있게 된다.

심장열이 곧 불안 장애의 직접적인 원인이 된다는 것도 이렇게 관찰하면서 알게 되었다. 운동을 강하게 하면 실신을 하는 체격 좋고 열 많은 성인 남자 환자에게 심장열을 풀어주니 실신이 없어졌다는 사실은 단순했고, 직관적으로 유추하기가 쉬웠다. 심장이 과열되면 실신이 유발되니, 평소 누적된 심장열을 낮춰주면 된다. 초반에 소개한 초등학생 남자 아이도 그런 케이스였다. 그런데 몸이 아주 허약하지는 않지만 튼튼하지도 않으면서, 운동 등과는 전혀 상관없이 불안 양상이 심하면서 실신이 유발되는 환자들이 있었다. 실신 환자를 보면서 부딪힌 첫 번째 벽이었다. 불안 양상이 너무 강한데, 이는 단순히 실신이 반복되면서 생겨나는 학습된 불안과는 조금 달랐다. 정말 진짜 정신과의 불안 장애 환자라고 느껴졌다. 이런 환자를 만나자 나는 속수무책이었다. 한약 중에 마음을 좀 안정시키는 약재들을 구성하여 활용해보았지만 큰 도움이 되지 못했다. 환자는 나에게 심적으로 많이 의지하고 있었는데 나는 더 이상 해결책을 내지 못하고 무기력하게 환자가 정신과에 가서 안정을 찾기를 빌어주어야 했다. 안타깝고 답답한 상황이었다.

지금은 그 깨달음의 순간이 어떤 환자에게서 생겼는지 전혀 기억나지 않지만, 아마도 운동 시 발생하는 실신과 불안 장애를 모두 갖고 있는 환자였을 것 같다. 심장 과열을 해결하기 위해 늘 사용하던 심장열 풀어내는 처방을 적용하자, 환자의 심리적인 불안이 같이 안정되는 모습이 보였을 것이고, 나는 그제야 불안 장애는 심장에 열이 누적되었을 때 보일 수 있는 다양한 양상 중의 하나임을 이해하게 되었다. 그 순간 나는 마치 목욕하다가 유레카!를 외치는 아르키메데스와 같은 심정이었다. 짜릿한 기쁨의 순간이다. 물론, 이 심장열을 풀어내는 처방은 소양인에게만 해당하는 얘기지만, 워낙 강한 불안 장애는 소양인에서 많은 편이어서 이 사실만으로도 불안 장애에 대처하기가 쉬워졌고, 추후에는 차차 다른 체질에서 보이는 불안 장애에도 이해도가 깊어져 치료를 할 수 있게 되었다. 그 다음부터는 실신 환자를 보는 데에 거칠 것이 없었다. 이 환자가 허증인지, 실증인지를 감별하되 불안 장애에는 허실과 상관없이 심장열을 풀어내는 처방을 자신 있게 날릴 수 있었다. 개인적으로는 기쁜 성장의 순간이었지만, 그 성장을 이루기 전에 내원했던 환자에게는 매우 안타깝고 미안한 양가감정을 느낀 순간이기도 했다.

미주신경성 실신과 불안 장애

미주신경성 실신은 얼핏 공황 발작과도 비슷합니다. 임상에서는 숨을 쉬기 힘들고, 곧 쓰러질 듯하고, 죽을 듯한 느낌이 들었다고 호소하시는 실신 환자분들을 많이 보게 됩니다. 공황 발작도, 미주신경성 실신도 실질적으로 몸의 기질적인 이상이 있지는 않아서 환자분들의 두려움과는 달리 생명에는 이상이 없지만, 환자분들이 느끼는 공포는 매우 강합니다. 또한 실제 불안 장애(공황 발작 포함)와 미주신경성 실신을 모두 갖고 있다고 판단되는 경우가 상당히 많습니다. 앞에서 많이 언급했듯이, 미주신경성 실신은 과긴장 상황, 즉 교감 신경 항진 상태에서 흔하게 촉발됩니다. 기저에 불안 장애가 깔려 있다면 몸이 긴장 상태에 흔히 노출되는 조건을 갖게 되어, 미주신경성 실신이 유발될 기회가 많아진다고 생각됩니다. 한의학적으로는 한열(寒熱)이 동시에 존재하는 몸 상태가 되어, 흉부 쪽으로는 심장열이 과열되어 답답하고 숨쉬기가 힘든 증상을 유발하고, 전신적으로는 기력이 약화되어 수족 냉증이 있는 등 한증(寒症)을 보입니다. 당연히 순수하게 열증, 혹은 한증(냉증)만 보이는 환자분들보다 치료가 복잡하고 어려워집니다. 한열 증상 중에 어느 쪽이 더 우세한지, 어느 쪽을 먼저 해결해야 호전의 초석이 마련될지를 노련하게 판단하여 치료에 들어가야 합니다. 한의원에 내원하는 분들은 이 병원 저 병원을 전전하다 수년이 지나 오시는 분들이 많아 이렇게 한열이 혼재되어 있는 케이스가 생각보다 많습니다.

  불안과 실신이 같이 보이는 경우는 어려운 케이스이지만, 또 현실적으로 많이 만나게 되고, 완치를 위해서 심혈을 기울여야하는 환자군입니다. 이러한 환자군은 한약으로 '불안 장애'와 '미주신경성 실신'을 순차적으로 치료해야 합니다. 환자와 의사의 협조가 잘 이루어진다면, 완치까지 치료가 잘 진행됩니다. 그러나 통상적으로 불안 장애를 갖고 계신 분들의 특성상, 조급하고 불안한 마음에 치료 과정을 기다려주지 못하고 힘들어하는 모습을 보이기도 합니다. 그래도 두 달 정도면 많은 증상들이 호전되고 편해지기 마련인데, 불안한 환자분들께는 이 2달이 2년처럼 느껴지는 것 같습니다. 불안 장애를 겸하고 있다고 생각된다면, 치료를 위해 진료를 맡은 의사를 믿고 그 과정을 기다려주는 환자분의 신뢰와 의지가 반드시 필요합니다.

선생님이 되기까지

이번 사례는 내 기억에 참 많이 남는 환자분이다. 중학교 2학년 때 처음 미주신경성 실신을 경험하고 이후로 전조 증상을 종종 겪어온 30대 여성 환자분인데, 시험을 준비하고 있었다. 처음 내 진료실에 오셨던 것은 이미 1차 시험을 낙방하고, 다음 해의 시험을 준비하기 위해 건강을 호전시키고자 했던 11월 29일이었다. 환자는 속이 울렁거리고, 자기도 모르게 앓는 소리가 나고, 심하면 이명이 들리기도 하는 양상의 전조 증상이 일주일에 2~3회가량 발생한다고 설명한다. 이러한 양상은 물을 마시면 20분 내에 괜찮아진다고 한다. 또 평소 수면이 불량하고, 체력이 매우 약하여 주 4일 공부하기가 힘들다. 소양인이었던 이 환자는 체력을 보강하는 처방을 위주로 진행하여 초반부터 순조롭게 호전되었다. 일주일에 2~3회씩 겪던 전조 증상이 없어지고, 기립성 현훈도 줄어들고, 체력이 향상되기 시작한다.

그런데 두어 달 남짓 치료를 진행하다가 환자는 치료를 좀 쉬겠다고 말한다. 이유를 들어보니 시험이 다가오면 강한 불안 증상이 생겨서 힘들어지는데, 불안 증상은 시험이 가까운 시기가 아니면 전혀 나타나지 않으니, 가을 시험이 가까워지는 여름 즈음 다시 와서 치료를 할 거라고 한다. "아, 그런가요? 네 알겠습니다." 하고, 나는 이 환자를 잊었다. 여러 가지 이유로 치료를 중단하고 싶은데 예의상, 에둘러서 하는 얘기일 수도 있다고 생각되어 나는 그 말을 별로 마음에 담아두지 않았던 것이다. 그냥, '떠나는 환자인가 보다.' 이렇게. 그러던 어느 늦여름날, 그때 남겼던 말처럼 환자는 보호자인 남편과 같이 다시 내원하였다. 다시 올 줄 몰랐던 터라 나는 서둘러 차트를 확인하고 기억을 되돌려 환자를 떠올린다. '아, 이 환자였지!'

다시 온 그녀의 이야기를 들어보니 11월 말에 시험이 있을 예정이고, 작년에는 주 4일만 공부해도 힘들었는데, 올해는 그간 주 6일을 공부하고 하루를 쉬는 패턴으로 공부를 하실 수 있었다며 너무 신기하고 좋았다면서, 이제 곧 시험이 다가오니 치료를 다시 열심히 하겠다고 한다. 원래는 작년 같았으면 이미 8월부터 불안이 강화되기 시작하는데 올해는 8월 말인데 아직 불안 증상도 없다고 한다. 이렇게 말하는 그녀의 얼굴은 밝았다.

치료를 다시 진행하면서, 이번에는 불안이 주소증이 될 테니, 불안을 해소할 수 있게 심장열을 풀어내는 한약을 베이스에 깔아서 처방을 지속했다. 그러나 시험이 한 달 즈음 남은 10월 초가 되니 이제 불안 양상이 슬슬 나타나기 시작했다. 그녀에게 어떤 부분이 불안한지 물어보고 그 답변을 들어보니, 주 6일은 공부하고, 일요일 반나절은 쉬기로 규칙을 정하고 쉬는데, 일요일이라 정해 놓은 대로 쉬고 있으니 너무 불안해진다는 것이다. "아, 그러면 그냥 일요일에도 공부를 하세요! 이제는 체력이 되니까요~" 그리고 이 환자에게는 한약으로는 할 수 없는, 그런 진심 어린 조언이 필요할 것 같았다. 한의원에 오는 많은 환자들은 실은 많은 마음의 병으로 인해 몸이 아파지는 경우가 많다. 그러다보니 한약으로 몸을 고치는 한의사지만, 환자를 보다 깊게 이해하기 위해 가급적이면 환자가 겪고 있는 힘든 상황이 구체적으로 무엇인지 귀 기울여 듣게 된다. 이렇게 환자들의 이야기를 듣다 보면 다양한 모습의 삶을 듣게 되는데, 가끔은 상담을 전문적으로 공부하지 않은, 전문가가 아닌 그저 동시대를 살아가는 동료로서 조언과 위로를 하게 된다. 나는 이 환자의 불안을 덜어주기 위해, 내 이야기를 했다.

차분하고 내성적이고 긴장 잘하는 성향의 소녀였던 나에게 엄마는 중학교 시절부터 기회가 있을 때마다 대학 입시가 얼마나 어려운지 사촌 언니 오빠의 예를 들어가며 설명했었다. "그 언니가 공부를 못 해서 그 대학에 간 게 아니고 그만큼 대학 가기가 어렵기 때문이야~!"

라며 아마도 사촌들의 입시 결과가 나올 때마다 엄마는 딸에게 그렇게 겁을 주고 있었던 것 같다. 이런 엄마의 수법에 순진무구한 소녀는 정말 잔뜩 겁을 집어먹었었다. 무서운 대학 입시. 덕분에 나는 고등학교 내내 어마어마하게 열심히 공부를 했었고, 성적도 좋았다. 무서움이 공부의 원동력이 되어주었다. 여기까지는 엄마의 책략이 상당히 성공적이었다.

그런데 막상 '그 어려운 대학 입시' 현실이 닥치자, 무서움이 불안으로 변해 나를 잡아먹기 시작했다. '그 무섭다던 정말, 진짜, 수능'이라는 현실이 코앞에 닥치자 정말 며칠 후면 나는 그 무서운 대학 입시 수능 시험을 보는 거냐며 사시나무처럼 떨고 있었고, 수능 날에는 거의 패닉 상태가 되었다. 어떻게 지났는지 모를 하루가 지나고, 그렇게 나는 보기 좋게 수능 시험을 망쳐 내 방 침대에 누워 천장을 보며 가슴 아픈 눈물을 흘려야 했다.

재수를 한다고 했는데, 그래도 대학에 아무런 적도 없이 하는 재수는 힘들다며 엄마가 점수에 맞춰 적당한 대학에 원서를 넣었고, 나는 그 대학을 1학기를 다 채워 다녔다. 그리고 2학기에는 휴학하고 학원을 다니며 두 번째 수능을 준비했다. 그리고 두 번째 수능 날이 다가왔다. 또 그 무서운 수능이 다가왔다. 그런데 이상했다. 이번에도 다시 무서워지자, 나는 나도 모르게 약간 자포자기 상태가 되어버렸다. 에라, 모르겠다. 수능 또 망치면 그냥 다니던 대학 다니지 뭐. 진심으로 그렇게 생각하니 정말 마음이 편했고, 수능 시험에 긴장이 하나도 안 되었다. 그랬더니, 내가 원래 고3 때 모의고사마다 받던 그 성적이 그대로 나왔다. 이렇게 '포기'라는 건 때로는 정말 좋은 역할을 할 때도 있었다. 나는 이렇게 내 경험담을 이야기하며 그 환자에게 말하고 있었다. **"그런데 정말, 진짜로, 그렇게 생각해야 해요."** 너무 과도하게 긴장해서 불안으로 번지는 사람에게 내 처방은 이거였다. **"진짜, 정말로 포기하기."** 하하.

"당신은 실은 선생님이 안 돼도 상관없어요. 일단은 남편분이 일하고 계시니 당장 먹고살 걱정을 해야 하는 상황은 아니고, 실은 선생님이 안 되어도 삶은 이어져요. 어떻게든 이어져요. 선생님으로서의 삶, 그거 하나만 있는 게 아니에요. 새옹지마인 경우도 저는 많이 봤어요. 코로나로 무급휴직이 계속 이어지면서 힘들어하던 어떤 항공사 직원은 이걸 계기로 자신이 평소 좋아하던 꽃집을 차려서 꽃집도 잘 되고, 결혼도 해서 지금은 정말 행복해졌더라구요. 인생은 정말 그런가 봐요. 이 길이 꼭 아니어도 상관없다고 진심으로 생각해야 해요."

아마도 그녀의 불안을 잠재우는 데에 한약은 30% 정도만 역할을 한 것 같고, 이 이야기가 70%의 역할을 했던 것 같다.

그리고 이 환자에게는 'The Husband'라고 표현하고 싶은 남편분이 있었다. 이 부부는 마치 핑크빛 옷을 입고 오들오들 떨고 있는 아기 천사와 그 옆을 지키며 위로하고 있는 하늘색 옷을 입고 있는 아기 천사 같았다. 어쩜 이렇게 서로를 닮은 천사를 찾아내어 결혼했을까 싶은 부부였다. 두 사람이 같이 내원하여 상담을 들어오면 환자 당사자보다 남편분이 늘 증상을 더 자세히 정리해서 설명해주시는 모습이 약간 의아하기도 하고, 특이하다면 특이하기도 했다. 어머니가 아이의 상태를 설명하거나, 성인 자녀가 연로한 부모님에 대해서 설명하거나, 과묵한 남편을 대신해 아내가 조잘조잘 설명하는 경우는 많이 보았어도, 이렇게 30대 초반의 젊은 부부가 같이 와서 남편이 지적으로 전혀 문제가 없는(?) 아내의 증상을 상세하게 설명하는 경우는 없었기 때문이다. 치료가 길어지면서, 환자는 시험을 준비하고 있는 상황이니 당사자가 아닌 남편이 홀로 한약을 받으러 오기도 하고, 워낙 아내의 몸과 마음 상태에 대해 잘 알고 있으니 대신 상담을 하는 경우도 종종 있었다.

그러다가 시험이 다가오던 어느 날, 원장실에 들어와 상당히 긴장되고 절실한 분위기로 상담을 하던 남편분이 말을 꺼낸다. **"이 사람의 꿈은 내가 꼭 이뤄주고 싶다는 마음으로 결혼을 했어요."**라며, 이미 이 시험 준비가 수년째 이어지고 있다는 얘기를 한다. 0보다는 10에 가까운 숫자였다. 그는 이 기 사회에서 성공하여 재력을 쌓아 나이 어린 신부의 꿈을 이루어 주겠다는 그런 류의 사람이 아니었다. 그도 사회에 이제 막 진입한 초년생의 분위기를 풀풀 날리고 있는 앳된 얼굴을 하고 있었다. 하늘색 옷을 입은 아기 천사였다.

드디어 1차 시험 날짜가 다가왔다. 나는 깊게 흐르는 강물처럼 조용하게 소식이 오기를 기다렸다. 그리고 11월 시험 날짜가 한참 지난 12월 31일 오후, 발그레 상기된 함박웃음을 얼굴에 닮고 부부가 같이 한의원에 왔다. 합격 소식이다!! 나도 믿기가 힘들다. 어쩜 이렇게 동화 같은 일이 내 곁에서 일어났을까!

그래도 아직 면접인 2차 시험이 남았다. 또 한약으로 불안증을 잡아가며, 체력을 보강하며 치료를 진행한다. 그리고 또 2차 면접 날짜가 다가오고 지나갔고, 또 얼마 지나지 않아, 남편분이 한의원에 왔다. 일부러 최종 합격 소식을 전하러 왔다. 그 합격 소식을 전하는 원장실 의자에 앉아 바닥을 쳐다보며 감격스럽게 웃던… 그 옆얼굴이 선명하게 남아 있다.

"합격 확인하고 제일 먼저 떠올랐던 사람이 원장님이었어요!"

전화로 이렇게 전하는 핑크 옷을 입은, 환하게 웃는 아기 천사. 그때 전해지던, 나도 느끼던 그 환희, 그 순간이 세월이 흘러도 기억에 오래도록 남기를. 환자의 인연으로 이어진 누군가의 이런 기쁜 시기를 함께할 수 있었던 것은 정말 감사한 일이다.

정말 불안 장애

 2021년 2월. 공휴일이 월요일로 이어진 나름의 3일 연휴가 시작되는 토요일 진료 날이었다. 개학을 앞두고 병원을 찾는 청소년 아이들, 토요일 진료를 찾는 직장인 재진 환자들 틈에 급하게 초진 예약이 2명 잡혀 있다. 차트에 '미주신경성 실신'과, 그냥 '약 상담'이라고 메모되어 있어서 나는 늘 보던 미주신경성 실신 환자겠거니, 그냥 신학기 맞이 보약이겠거니 정도 생각하고 가벼운 마음으로 사뿐한 미소를 머금고 텅 빈 차트를 켜고 키보드에 손을 올린 후 "어디가 불편해서 오셨어요?"라고 말을 꺼냈다.

 "아, 이게 미주신경성 실신인지는 모르겠는데 그것보다는 너무 심장이 두근거리고 불안하고 초조하고 힘들어서 왔어요."

 '아, 이 사람은 미주신경성 실신이 아니구나' 편안하던 어깨에 긴장이 들어가기 시작했다. 이 환자는 불안 장애가 주소증이었다. 아뿔싸, 요즘 불안 장애 환자분이 잘 나아서 치료 사례가 업로드 되었더니 그 사례를 보고 오셨을까? 아니지, 미주신경성 실신에 동반된 불안 장애 사례를 읽어보셨나 보다… 아… 이제 이런 불안증 환자들이 계속 오면 어쩌나… 순간 정신이 번쩍 들면서 초집중 모드가 된다. 어려운 환자일수록 처음 진료 날에 정신을 똑띡이 차려야 한다. 그 환자가 하는 말을 집중해서 듣고 바로 분석하고 판단하고 다시 질문을 던져야 그 환자를 실수 없이 파악할 수 있다. 눈에 힘이 들어가고 머리에 압이 오른다. 이 환자는 구구절절이 증상을 설명하는데 이미 거의 공황 상태라고 봐야 하는 수준이었다. 패닉의 분위기가 짙게 묻어나온다.

'와, 이 사람은 심열이야. 심열을 팍팍 꺼줘야 해.' '제발 제발 제발 소양인이어라, 제발 심실이어야 한다.' 아무리 증상이 심장열처럼 보여도 체질이 소양인 심실증으로 안 나오면 그 처방을 써도 낫지 않고 부작용만 날 수 있기 때문에 내가 보는 증상과 실제 이 환자의 체질이 맞길 간절히 바라는 순간이다. 체질을 감별하느라 흉곽과 골반을 살펴본다. 웬걸, 골반이 왜 이렇게 크단 말이냐. 소양인은 대체로 흉곽이 발달되어 있고, 그에 비해 상대적으로 골반이 작은 편이다. 체형이 전형적이면 감별도 쉬워지는 편인데, 이 환자는 호소하는 증상과 체형이 확연히 다른 것이다. '그래, 체형은 의외로 골반이 크지만 소음인이 아닐 수 있지.' 생각을 하면서도 그래도 원칙대로 골반이 크니 소음인 체질 테스트를 먼저 해본다. 그런데 반응이 그닥 뚜렷하지 않았다. 소음인 테스트에서 반응이 안 나오는 것이 반갑다 '그래, 이 사람은 증상이 너무 심열이야!' 기쁜 마음으로 "사심 테스트해주세요!" 외친다.

역시나 심장열에서 반응이 확 나온다.
'골반 큰 소양인이구만!'
환자의 증상은 강하고 급해 내 마음도 간절한데, 감별 과정에서 이렇게 어려운 함정까지 있었으니 자칫 상황이 어려워질 뻔했다. 어려운 환자의 체질 감별은 항상 긴장되는 순간이다.

패닉 상태에 빠진 이 환자에게 약을 챙겨주고 주말을 3일이나 지나야 한다. 불안증 환자에게는 하루하루가 너무 길고 고롭고 하루 안에서도 지옥을 몇 번 오갈 수 있다. 불안이 강한 환자는 조금이라도 힘든 시간을 지내다 보면 금방 치료를 포기하기도 한다. 이런 상황에서 나와 환자는 3일 동안은 공식적으로 연락이 안 되는 것이다. 그 사이에 이 환자가 잘 낫지 못하고 헤매고 있어도 내가 어떻게 제2의 조치를 취할 수가 없는 긴 주말이다. 이 사람이 겪을 수 있는 확률 높은 몇 가지 상황을 염두에 두고 약을 2가지로 주면서 눈에 힘주어 복용법을 설명한다.

"자, 이건, 심장열을 풀어내는 약이에요! 그리고 제가 주고 싶은 약은 이건데, 환자분 체력이 너~~~~무 약해서 혹시 몸이 힘들까 봐 주는 약이 이 가벼운 보약입니다. 아셨죠? 가슴이 답답하고 불안하고 초조하고 심장이 두근거리면 심장열 푸는 약! 기력이 딸리는 느낌이면 이 보약! 본인이 알아서 복용해야 해요. 보통은 저랑 치료를 오~~래 하시면 약에 대한 느낌을 환자분들이 잘 알기 때문에 스스로 조절해서 드실 수 있게 되는데, 이번에 긴 주말이고, 증상이 너무 강하셔서 제가 이렇게 티칭해 드리는 거예요~~!"

소낙비 한 번 세차게 맞은 것마냥 정신이 없는데, 이어서 또 다른 강한 불안증의 청소년 초진 환자를 연달아 봐야 했다. 다시 한번 모든 에너지를 쏟아내어 집중하고 환자를 살피고 처방을 내고… 긴 주말이 시작되었다. 시간의 끊김이 있었던 마냥, 주말이 지나고… 이 환자가 과연 잘 지냈는지 약 효과를 잘 봤을는지, 어땠을는지… 내가 내린 처방이 적중했을지, 비껴 갔을지 내가 너무 안달이 나 연휴가 끝나고 시작하는 바쁜 오전 진료에도 얼른 환자의 안부를 묻는 메시지를 보냈다.

얼마 후 환자에게 온 답 메시지.
"덕분에 편해졌어요. 살 만해요. 심장열 푸는 약만 먹는 게 저는 더 좋더라구요!"

휴~ 됐구나.

이 환자는 주말 동안 잘 지냈구나.

이제 잘 낫겠네!

그리고 오후를 지나 야간 진료에 환자가 내원하였다. 첫 진료 날에 주말을 지나 환자의 상태가 어떨지 근심이 되어서, 주말이 지나고 바로 환자를 볼 수 있도록 진료를 예약해둔 것이었다. 환자가 누워있는 베드의 커튼을 걷고 환자 얼굴을 본다.

밝고, 안정된 안색이다.

좋다. 몇 가지 상태를 살피고 다시 원장실에서 상담하는 환자는 당장이라도 어떻게 될 것처럼 황망하던 분위기가 사라지고, "정말 제가 여기 안 왔으면 어쨌을까 싶어요."라며 안정되게 웃고 있다. "여태까지 내 몸 안 돌보고 애들 챙기고, 남편 챙기고, 일하고 하느라 이렇게 작년에 이명까지 와서 고생에 고생을 거듭했는데 이제는 불안, 공황 이런 것까지 생기는 건가 싶어서 너무 힘들었어요. 주말 동안 많이 편해졌어요." '됐네~ 됐어~' 나도 덩달아 환하게 웃게 되고 농담이 나오고 이완된다.

오늘은 이 모습이다.

지금 이렇게 웃고 있는 ㅇ 환자의 이 순간을 잊지 말고 기억에 남기자.

나의 모든 고민과 시행착오와 경험이 쌓여 오늘, 이 환자를 이렇게 웃게 했다.

한의학으로 치료하면 좋은 경~중등도의 불안 장애

앞에서도 언급했듯, 실신으로 오시는 분들 중에는 불안 장애 양상을 겸하고 있는 분들이 많았습니다. 임상 초기에는 불안 장애를 한의학적으로 접근할 엄두를 못 내고 환자분께 양방 항불안제를 처방 받아 이용하시라고 했었습니다. 그러나 점차 실신 환자를 치료하는 임상 연차가 쌓이면서 양방에서 얘기하는 불안 장애는 오상 체질 의학에서 말하는 심장열(심실증)과 같다는 것을 알게 되고, 실제 심실증을 치료하는 처방(사심탕)에서 상당히 효과적으로 불안증이 호전된다는 것을 반복해서 경험하게 되었습니다. 양방에서 얘기하는 분노 조절 장애는 심포열(심포실증)과도 비슷한 양상을 보이고, 심포실증을 치료하는 한약 처방에서 호전 반응을 보이는 편이었습니다. 본인도 납득하기 힘든 이유로, 전혀 알 수 없게 심장이 두근거리고, 그와 함께 약간의 초조 불안감이 흔하게 동반되는 범불안 장애의 경우도 한의학적 관점에서 심장열을 풀어내면 많이 편해지는 편입니다.

제게 '두드러기' 질환으로 내원했던 30대 여성분이 있었습니다. 두드러기도 상당히 심인적인 원인, 스트레스가 원인이 되어 피부로 유발되는 화병의 면모가 있는 질환입니다. 두드러기를 몇 개월간 치료하던 당시에도 늘 친절하고 차분한 인상의 이 여성분에게는 알게 모르게 불안의 양상이 다소 있어, 치료 마지막 단계에서, 많이 좋아졌으나 미약하게 남아있는 두드러기를 다 클리어하기까지 꽤나 시간을 끌었습니다. 그래도 드디어 두드러기를 완치하고 1년 남짓 흐른 어느 날, 불안 장애를 주소증으로 다시 내원했습니다. 갑자기 숨이 막힐 듯 숨쉬기가 힘들고, 1주일에 2일 정도 낮에 갑자기 두근거리면서 초조하고 불안해지고 앉아 있기도 흔들어지는 증상이 생겼다고 합니다. "토요일 저녁에 그냥 TV 보고 있다가 심장 두근거림이 너무 심해져서 너무 무섭고 불안이 극심했어요. 증상 나타나서 진정될 때까지 30분가량 걸렸어요. 이후로 너무 무섭고, 어제도 일하다가 별일 없이 증상이 나타났어요, 지금도 좀 답답해요. 지금도 그때 일을 생각하니 무서워져요, 답답하고, 왼쪽 가슴에 걸려있는 듯이 답답해요."라고 호소합니다. 그러면서 최근 며칠 사이에 두드러기도 좀 올라왔다고 합니다. 최근 2~3주 사이에 알레르기가 없어도 자려고 누우면 갑자기 호흡이 가빠지는 증상이 있었다고 부가 설명하시네요. "이후로 잘 때마다 약간 조심스러운 느낌은 있어요."

문진을 하면서 물어보니 별다르게 스트레스를 유발할 만한 사건은 없었다고 하네요. "정신과에 가야 하나요?" 하며 불안에 떠는 이 환자분을 좀 진정시키고, 얼른 심장열 푸는 한약을 처방해드립니다. 생겨난 지 얼마 안 된 불안이라, 금방 나아질 수도 있어서 한약도 짧게 짧게 3일분, 5일분 단위로 드리면서 경과를 살폈습니다. 한약이 들어가면서 숨이 막힐 듯하고, 가슴 답답한 증상도 사라지고, 심장 두근거림, 불안 초조 증상도, 두드러기도 빠르게 사라졌습니다. 혹시나 그 공포스러웠던 그 증상이 다시 나타날까 봐 걱정되는 마음이 남아있어, 1~2주를 지나면서 심장열 푸는 한약을 좀 더 복용하게 하고, 더 이상 증상이 반복되지 않는 것을 확인하고 치료를 마무리 지었습니다.

이러한 불안 양상들은 정신적 긴장 상황에서 발생하는 미주신경성 실신 유형과도 맞닿아 있습니다. 신체적으로는 힘들지 않은, 앉은 자세로 운전면허 학원에서 연습하는 과정에서 유발되는 실신, 공포 영화의 무서운 장면을 볼 때 유발되는 실신, 주삿바늘 등에 대한 공포로 예방 주사나, 수액을 맞으면서 유발되는 실신 등 모두 심장열을 풀어내는 위와 동일한 한약 처방으로 좋아지기 때문입니다. 불안 장애 양상은 이전 내용에서도 많이 다루었기 때문에 짧게 마무리하겠습니다.

몸과 마음의 관계

몸과 마음. 우리는 종종 육체와 정신을 분리해서 생각한다. 몸에 영혼이 들어와서 살다 가는 거라고 생각하는 문화가 많았다. 그래서 20세기 초 유행하던 정신 분석 이론에서는 마음을 치료하는 정신과는 육체와 완연히 분리해서 정신만을 오롯이 그 치료 대상으로 했었던 것으로 보인다. 이후에는 주로 뇌의 전달 물질들을 조절하여 정신증들을 치료하는 방향으로 변해왔고, 아직은 의식이 어떻게 형성되는지에 대해 명쾌하게 밝혀지지는 않았지만 우리의 영혼, 즉 의식도 뇌의 신경 전달, 기억 저장 등의 과정에서 생겨나는 하나의 현상으로 보는 방향으로 변해왔다. 그런데 최근에는 정신 기능을 단순히 뇌에만 한정해서 생각하지 않고, 신체 여러 다른 장기의 대사 기능에도 영향을 받을 수 있는 것으로 생각하는 경향이 생겨났다. 예를 들어 우울증을 치료하기 위해 갑상선 기능 저하증을 치료하거나, 대장의 미세 세균총을 살려내는 방향으로 식이 치료를 하는 등의 시도가 생겨나고 있다. 최근에는 뇌와 대장과의 긴밀한 연관성이 많이 밝혀지면서 대장 건강을 중시하는 트렌드도 생겨나고 있다.

그런데 수천 년 전의 한의학(중의학)은 이미 신체 장기와 마음의 연관성을 상당히 중시하고 있었다. 예를 들어 신체 장기에 각각 마음의 종류를 대입하여 정신증을 치료하고자 할 때 특정 장기 기능을 회복시키는 방법을 많이 활용했었다. 예를 들면, 간의 기운이 뭉치면 화(분노)의 감정이 심해지니, 간의 기운을 소통시키고, 간의 열을 풀어내야 화가 줄어든다고 설명하거나, 심장과 담(쓸개)의 기운이 약해져서 겁이 많아지므로 심장과 담의 기운을 보강하면 겁이 줄어든다고 설명하는 식이다. 생각을 많이 하면 비장(소화기)의 기운이 뭉쳐 소화가 잘 안 된다고도 설명했고, 공포의 감정은 신장 기능을 상하게 한다고도 설명했다.

이런 내용들은 실은 처음 한의대에 들어가서 한의학 개론을 배울 때 마치 한의학의 ABC를 배우는 정도의 느낌으로 표를 그려 놓고 영혼 없이 달달 외워 시험을 봐야 하는 것들이라 그 표의 의미를 생각해볼 겨를도 없었고, 임상을 통해 그 치료 과정을 살펴보는 것이 아니니 실제로 확인해볼 수도 없는 내용들이었다. 한의예과 1학년 당시에는 이런 개론 내용들을 가르치셨던 교수님께서 이런 허무맹랑(?)해 보이는 옛 동양 사람들의 역학 같은 암기거리들을 뭉텅이로 던져 주시며 "지금은 그냥 외워요, 한 십 년 지나면 이해가 될 거야." 하셨던 그 말이 그렇게 충격적일 수 없었다. 거의 20년이 지난 지금도 그때가 선명하다. 내가 있던 그 강의실과 그 말씀을 하실 때의 교수님의 해맑은(?) 표정. 그와는 대조적으로 내 머릿속은 폭우가 내리기 직전의 검은 하늘이 되어 번개가 내리치고 있었다. 그게 무슨 말인가? 무조건 이해를 선행해야만 암기할 수 있었던 나였다. 고등학교 때까지는 수학, 과학을 좋아하면서도 수학 공식 외우기가 싫어서 그때그때 문제를 직면할 때마다 생각하며 풀었던 나였고, 과학도 화학이나 생물은 너무 암기거리가 많아서 과학 같지 않아(?) 싫어서 물리를 선택하던 나였다.

'이게 무슨 말이야? 귀신 씻나락 까먹는 얘기 같은 것들을 뭉텅이로 던져주고 일단 외우고, 한 십 년 지나면 이해하게 될 거라니? 그게 교수가 되어서 할 소리란 말인가?'

그때는 그 교수님이 그렇게 미울 수가 없었고, 그렇게 무책임해 보일 수가 없었다. 이후로도 무작정 암기가 난무하는 한의대는 정말 힘들었다. 그때의 "일단 외워"라는 교습법이 분명 친절하지 않았던 것만은 사실인 것 같은데, 시간이 지날수록, 임상에서 십 년이 되어갈수록 그제야 당시의 교수님 말을 어렴풋이 이해하고 동의할 수 있게 되었다. **뭔가 한의학은, 살아보고, 아파보고, 나이 들어보고, 환자를**

관찰해보면서 서서히 이해하고 체득하게 되는 것들이 있었다.

임상에 나와 많은 환자들을 접하고, 그만큼 많은 한약 처방을 적용해보면서 똑 부러지게 설명하기는 힘들지만, 직감적으로 현대 정신과에서 말하는 불안이나 우울 등을 단순히 신경 전달 물질의 과부족으로만 설명하고 치료하기에는 좀 부족하다고 느끼게 되었다. 신경 전달 물질이 과하거나 부족하게 된 좀 더 근본적인 원인은 결국 우리 몸의 모든 대사를 책임지고 있는 여러 장기들의 기능과 그 조화에서 오는 것이지 않을까? 그냥 옛날 사람들의 옛날 얘기 정도로 생각하고 넘어갔던 한의학적 내용들을 그저 옛 사람의 터무니없는 상상 정도로만 치부해서는 안 되었나 보다.

어느 날, 첫째 아이를 낳고 지냈던 조리원에서 알게 되어 친분이 생긴 친구가 한의원에 왔다. 첫째 아이가 당시에 여덟 살 정도였으니, 제법 수년지기 친구라 이런 저런 삶의 과정들도 좀 알고 있고, 첫 아이 출산 후 허리, 골반, 다리가 너무 아파 생활하기 힘들어하던 산후풍도 내가 한약으로 치료해주어 체질도 잘 알고 있던 차였다. 원장실에 들어온 그 친구가 이야기를 풀어 놓는다. "살아오면서 이런저런 힘든 시기에 가끔씩 우울 경험이 있었지만, **요즘은 "아~~~무리 생각해봐도, 아~~~무리 찾아봐도 우울할 만한 이벤트가 없는데**, 아침에 일어나면 매일 우울하고 하루가 힘들어. 아이가 아직 어리니 여름에는 워터파크도 가야 하고 하는데, TV에 나오는 워터파크 광고만 봐도 어지러운 느낌이 생겨." 그 친구의 이런 설명들에는 절절함이 묻어 나왔다. 아마도 이 병원을 가야 하나, 저 병원을 가야 하나 여러 가지 고민을 하다가 나를 찾아왔을 것 같다. 아마도 우울증 약을 먹기는 좀 거부감이 들어서 한의원에 먼저 와봤나 보다.

그런데 딱히 어떤 경흋들 때문에 알게 되었는지 기억은 안 나지만 당시에 나는 다행히도, 이럴 때는 무조건 녹용까지 듬뿍 담뿍 넣어 강하게 보강을 해주면 이 정도 우울감은 가뿐히 날아간다는 것을, 알고 있었다. 무조건, 이럴 때는 강하게 보약을 써줘야 한다. "이럴 땐 무조건 녹용 보약이야~~!" 그렇게 말하고 15일분 한약을 보냈다. 2주가 지난 후… 경과 관찰차 연락을 했더니, 그 친구는 전화 너머로 말한다. "유림아, 우울감이 확실히 많이 좋아졌거, 우울감은 이제 없어!"라고. 전반적인 기분, 컨디션도 좋다고 전한다. 아, 역시… 그 처방이 잘 맞아 들어갔네! 내가 쓴 시험 답지에 100점이라고 빨간 색연필로 점수가 매겨질 때 느껴지는 그런 기쁨이었다. 뿌듯한 기쁨.

우울증은 마음의 병이 아닌 신체의 병일 수도 있습니다

우울증은 일종의 뇌의 화학 분비물들(신경 전달 물질)의 불균형 때문에 발생한다고, 현대의학은 설명합니다. 흔히 생각하는 정신적인 스트레스도 하나의 원인이 될 수 있지만, 이 외에도 전반적인 신체 대사, 내분비계가 원활히 기능하지 못하는 것, 즉 정말 신체적인 요인에 의해서도 우울증이 유발될 수 있습니다. 이는 우울증에 뇌의 신경 전달 물질을 조절하는 항우울제를 사용할 것이 아니라, 다른 질환 여부나 기타 기능 저하를 파악하여 신체 대사, 내분비계를 정상화해야 우울증이 치료된다는 말이기도 합니다. 그렇기에 원래 한약이 제일 잘하는 분야인 '보약'은 이런 측면에서 신체의 전반적인 대사 기능, 내분비 기능을 빠르게 끌어 올려놓는 좋은 해결 방법이 되는 것으로 보입니다.

최초의 항우울제였던 MAO억제제는 결핵 치료에 쓰이던 약이었는데, 이 약이 환자들의 '기운을 돋운다'는 사실이 알려지면서 항우울제로 활용되기 시작하였다고 합니다. 신체 활력이 좋아지면, 이로 인해 활동 욕구가 늘어나고, 자연스레 삶의 의욕도 생겨나게 됩니다. 이 분야야말로, 한약이 늘 잘해왔던 특기 분야겠죠.

미국의 여성 우울증 전문의인 켈리 브로건은 그녀의 책 《우울증 약이 우울증을 키운다》에서 우울증은 신체 대사의 불균형, 염증, 장내 세균총의 파괴 등에서 유발되는 하나의 증상으로, 식습관 변화, 운동 등으로 치료할 수 있다고 주장하고 있으며, 저도 일정 부분 동의하고 있습니다. 현대 의학이 우울증에서 보이는 여러 가지 증상 중 하나 정도로 생각하고 있는 과민성 대장 증후군도 한약 치료가 상당히 효과적인 것을 보면, 여러 면에서 연관성이 있다고 보입니다.

종종 내 한의원을 이용하시는 한 가족이 있다. 소위 말하는 '단골 환자'인 셈인데, 아들은 두드러기로, 그 아버지분은 만성 소화 장애로, 그 어머니분은 늘 너무 많은 땀과 열로 내 한약을 잘 이용하셨었다. 그래서 가족 각각의 체질도 너무 잘 알고 있다. 어느 날, 어머님이 혼자 내원하셨다.

"요즘 꿈속에서 안 깨고 비몽사몽으로 돌아다니는 느낌이에요. 구름에 붕 늘 떠 있는 느낌이요. 최근 피로가 많이 누적되어 있었어요. 남편과 아이 케어로 힘든 와중에 정신적으로 의지가 되던 친정아버님도 치매 진단을 받으시면서 제가 충격이 심했어요. 이후로 아버님의 병간호와 케어를 해야 하는 상황이 되면서 스트레스가 극에 달한 것 같아요. 말하는 것도 힘들고, 귀찮고 지쳐요. 운전을 해도 멍한 느낌이고, 평소 먹고 싶던 음식을 잘 못 먹게 되었어요. 점차 더 입맛이 떨어지고 있어요. 요즘은 발이 시려 양말을 신고 자야 하고, 팔이 이불 밖으로 나오면 팔이 시리고, 스산한 느낌이 들어서 잠을 설치기도 해요. 시야도 멍하고, 눈이 시려요. 실내에서도 시리다고 느껴요. 불빛만 봐도 시리고, 건조한 느낌과는 달라요. 눈이 부셔요. 그리고 가슴이 먹먹한 느낌이 계속 있어요."

하며 원장실에서 눈물을 머금으며 겪고 있는 증상을 절절히 쏟아낸다. 의욕 없음, 식욕 없음, 멍한 느낌, 불면, 우울감. 우울증은 만성 피로와 많이 닿아 있는 느낌이 강하다. 이 환자분은 정신과보다는 평소 친한 원장이 있는 한의원에 먼저 발길을 하였다. 당연히 나는 이분의 체질을 이미 알고 있었다. 위로 열감이 뜨는 상열 증상도 상당히 강한 분이기 때문에 보강 처방을 써도, 허열을 풀어내는 약재가 베이스로 깔려 있는 보강약에 녹용까지 가미하여 2제 분량을 예상하고 15일분을 먼저 처방하였다. 한약 15일분을 복용하고 오신 환자분은,

"처음 약을 먹자마자 시야가 깨끗해지는 경험을 했어요. 밤늦게 한약을 먹었더니 너무 말똥말똥해서 잠이 안 오기도 하더라구요. 초반에는 한약 먹을 때가 되면 기분이 가라앉고, 복용하면 기운 나는 것이 느껴졌었는데 현재는 체력이 전반적으로 올라갔어요. 구름 위를 걷는 듯한 느

낌은 많이 줄어들었어요. 전처럼 잠이 갑자기 쏟아지고 힘들던 것이 없어졌고, 기본 생활 패턴이 많이 회복됐어요."

라고 하며 불과 2주 전과는 다른 모습으로 환하고, 에너지 넘치는 모습으로 웃고 있다. 환경이 달라진 것은 없지만, 불과 2주 만에 전반적인 신체 기능이 살아나면서 기력이 생기고 더불어 우울감이 사라지고 의욕적인 예전의 모습을 되찾았다.

미주신경성 실신으로 내원한 한 10대 환자의 경우도 비슷한 사례로 들 수 있다. 먼 지역에서 아이를 데리고 온 어머님의 눈빛에는 그간 아이와 씨름해오고, 힘들고, 벽에 부딪히고, 답답하고, 안타까웠던 그 시간들이 고스란히 들어있었다. 실신 증상과 더불어 "무얼 하겠다는 의욕이 전혀 없다"고 말하는 아이와 옆에서 그 말을 듣고 있는 어머님. 나는 아이에게 묻는다. "원래는 좋아하는 게 있었니? 그냥, 좋아하는 것, 재미있는 것 말이야. 그게 만화책이어도 좋고, 덕질이어도 좋고 아무거나. 그런 건 있었니?" 하니, 정말 작고 힘없는 목소리로 그림 그리기는 좋아했다고, 한다. 그런데 지금은 그것도 의욕이 없어서 안 하고 있다고 한다. '아, 됐다 -' 나는 속으로 안도한다. 과거에 재밌는 일이 있었다면 됐다. "그래, 그럼 제가 하고 싶은 거 할 수 있게 만들어 드릴게요. 우리 힘내서 열심히 치료하고 재밌었던 그림 그리기 다시 해요!!" 초진 상담을 그렇게 시작했다. 3~4달 후 이 10대 환자는 당연히 미주신경성 실신 관련 증상도 좋아졌고, 아이도 달라졌다. 물론, 그 '의욕'이 어머니가 바라는 '공부' 쪽으로 살아난 건 아니라서, 여전히 어머니는 좀 한숨을 쉬긴 했지만. 아이의 어머니는 경과를 묻는 내 안부 전화에 이렇게 답한다. "아이가 요즘은 제가 잠들기를 기다렸다가 밤 동안 몰래 쿠키를 굽고 있어요!" 쿠키를 굽고 싶은데, 공부는 안 하고 쿠키나 굽는다고 안 좋아할 엄마를 피해 무려 엄마가 잘 때를 기다려 밤새도록 머랭을 치는 고등학생 딸내미. 어머니는 다 알면서도 모르고 자는 척한다. 아마도 공부는 아니어도 하고 싶은 의욕이 생겨난 것이 기쁘지 않았을까. 비싼 한약 먹여 놨더니 머랭 친다고 밤을 새고 있어서 한숨은 좀 많이 나오지만! 그래도 아무런 에너지가 없어서 아무런 의욕 없이 살던 내 아이에게 다시 재밌는 활동들이 생겨났다는 건, 많이 기쁜 일일 것 같다.

한의학이 심각하고 병적인 우울증을 치료한다고 섣불리 말하기는 어렵다. 그러나 아직 심화하지 않은, 가벼운 우울감, 의욕 없음, 만성피로증후군, 생리 전 증후군으로 유발되는 기분 변화에 한약이 탁월한 것은 틀림없다. 앞서 말한 켈리 브로건은 자신에게 산후 우울증 양상이 나타났다고 생각되었을 때, 우울증 약이나 갑상선 호르몬제를 먼저 복용하지 않고 그동안 유지하던 모든 식이 습관을 교정하고, 생활 패턴을 바꾸면서 서서히 회복되어 일반적으로 우울증 약을 복용했을 때

보다 더 빠르게, 근본적으로 회복되었다고 자신의 책에서 말한다. 내 생각에 한약은 이보다 좀 더 빠르고, 효과적으로 회복시킬 수 있을 것 같다. 물론 불량한 생활 패턴과 식생활 패턴의 교정은 기본 전제다.

한의학은 '가벼운' 우울증, '가벼운' 불안 장애만 고칠 수 있는 걸까?

저는 중증 우울증, 중증 불안 장애 환자분을 아주 많이 만나보지는 못했습니다. 실신 질환, 알레르기 질환, 피부 질환 외 일반적으로 1차 의료 기관에 올 법한 질환을 주로 진료하면서 만나게 되는 비교적 가벼운 우울, 불안 환자들의 치료 경험이 있을 뿐입니다. 그래서 저는 중증 우울증, 중증 불안 장애를 한의학이 얼마나 잘 치료하는지 정확히 알 수는 없습니다. 다만, "어려울 것 같다"라고 막연히 생각하는 이유는 있습니다. 알레르기나 피부 질환을 치료할 때에는, 양약을 수년 이상 오랜 기간 복용하다가 오시는 증상이 심한 분들을 종종 만나게 되는데, 치료가 비교적 어려운 편입니다. 드물게로 몇 개월 정도 고생하다가 비교적 빠르게 한의원에 오시는 분들보다 수년 이상의 이환 기간을 가지면서 양약을 주로 사용한 분들이 확실히 느리게 낫거나 치료에 실패하게 될 확률이 상대적으로 높은 거죠.

그 이유를 몇 가지로 추론해볼 수 있습니다. 오랜 기간 양약을 먹고도 수년째 병이 낫지 않아 여러 병원을 돌고 돌다가 한의원에 오시는 분들은,

1. 병이 깊이가 워낙 깊어 평균적인 사람들과 달리 양약으로 치료가 안 되었을 것이다. 그러니 당연히 한약으로도 치료가 쉽게 되지 않는다.
2. 양약으로 오랜 시간 증상을 억제하는 대증 치료만을 진행하는 동안에, 양약 치료와는 별개로 실질적인 건강 기능은 더욱더 악화되어 결국 병의 뿌리가 더욱 깊어졌을 것이다. 그러니 한약으로도 수년 동안 진행되며 악화된 병을 치료하려면 더 많은 기간과 노력이 필요하다.
3. 스테로이드제, 면역 억제제 등과 같은 강한 약을 오랜 기간 복용하면서 양약으로 인해 몸의 대사 기능이 교란되어 결과적으로 병이 더 깊어졌을 것이다. 인위적인 변수가 들어가면서 병리가 복잡해진 병은, 마치 풀어내기 힘든 엉킨 실타래와 같아 치료가 어려워진다.

그런데 미주신경성 실신 질환은 병이 아무리 10년 20년 이상

오래되었어도 발병한 지 1, 2년밖에 안 된 경우와 동일하게 3~4달 전후로 평탄하게 호전되는 경우가 사뭇 많았습니다. 이것이 혹시, 미주신경성 실신의 경우, 현재까지 현대 의학에서는 별다른 치료약이 없는 사정으로 인해 양약을 복용하면서 인위적인 변수가 들어갈 기회가 없었기 때문은 아닐지 생각해보게 됩니다.

다시 우울증과 불안 장애로 돌아가면, 우울증과 불안 장애는 당연히 한의원보다는 정신과 의원에 먼저 내원하게 되는 질환입니다. 그리고 당연히 중증의 경우는 정신과 처방을 더 오랜 기간, 더 고용량으로 복용한 경우가 많을 것입니다. 더욱이 향정신질환 약들은 으존성, 중단 시 금단 증상 등의 부작용도 있어 더욱 치료 난이도가 높아집니다. 그래서 병원을 돌고 돌아 한의원에 내원하게 되는 우울, 불안 환자분들이라면 치료가 꽤나 어렵지 않을까… 생각해봅니다.

꿈 1

꿈이라는 단어는 참 이상하다. 밤에 스펙터클하게 펼쳐지다가 눈을 뜨면서 대부분을 잊는 그 스토리를 꿈이라고도 하고, 인생의 목표, 되고자 하는 바, 이루고자 하는 바를 꿈이라고도 한다. 도대체 이 두 단어의 연관성을 어떻게 이해해야 하는지 의아하다. 그런데 기묘하게도 영어의 dream도 똑같은 의미를 갖는다. "이상하지? 한글 꿈과 영어 dream이 둘 다 이런 의미를 가져." 했더니 남편이 "영어 dream이 들어와서 쓰이다 보니 꿈에 영어 의미가 덧씌워져서 그런 게 아닐까?" 한다. 그래서 꿈의 어원을 찾아봤더니, 15세기부터 밤에 잘 때 나타나는 그 이미지를 꿈이라고 사용하다가 점차 희망, 소망의 의미로 확대되었다고 한다. 그러니 dream과 꿈은 각각 독립적으로 발전하여 같은 의미를 갖게 된 것이 맞다. 평소 간절히 소망하는 바가 가끔 꿈에 나타나주는 것을 연상해서 소망이라는 의미로 확대되었을까. 그러나 슬프게도 꿈이라는 단어는 더 확대되어 실현될 가능성이 아주 적은 헛된 기대나 소망이라는 뜻도 갖게 되었다. 우리는 "넌 꿈이 뭐니?" 하기도 하지만 "그건 한낱 꿈일 뿐이야." 하기도 한다.

꿈은 삶을 추진하는 원동력이 된다. 그러나 무언가가 되고 싶다, 무언가를 이루고 싶다는 그 강렬한 소망은 누구에게나 쉽게 주어지는 것은 아니어서, 청소년들에게 "꿈이 뭐니?" 물었을 때 답변을 하는 아이는 드물고, 어쩔 수 없이 시기가 다가왔기에 대략적인 진로를 정해야 하는 중3, 고3 시기에 아이들은 상당히 힘들어하고 괴로워한다. 중3 아이가 스트레스로 몸이 많이 아파져서 한의원에 왔다면 진로 고민인 경우가 많다. 처음에는 중3 때 뭘 그리 고민할 게 있나 싶었지만, 특성화 고등학교를 선택해야 한다든지, 본격적으로 공부를 해야 하는 고등학교를 목전에 두고 큰 방향을 어디에 둬야 할지 고민하고 있었다.

어떤 이들은 어려서 서서히 자신이 좋아하는 분야를 알아가면서 자연스럽게 꿈을 정하기도 하고, 우연한 기회에 자신이 좋아하는 모습을 찾게 되는 경험을 통해서 꿈을 갖게 되기도 한다. 또 다른 이들은 성실한 자아 성찰을 통해서 꿈을 알아가기도 하고, 또는 가족, 부모에 의해 꿈이 심어지기도 한다. 현실적인 이유로 꿈이 조정되는 경우도 많고, 현실적인 이유로 전혀 다른 꿈을 꿔야 하는 경우도 많다. 꿈이라는 단어는 생각해볼수록, 5월의 푸른 하늘처럼 상큼하지만은 않다. 우리 인간에게 꿈이란 그런 것이다. 갖기 쉽지 않기도 하지만, 가졌더라도 이루지 못해 빛을 잃기도 하고, 삶의 원동력이기도 하지만, 삶을 힘들게 하기도 한다.

별다르게 특이한 양상을 보이는 환자가 없어 무난하게 진료를 하면서 조금은 심드렁하던 요즈음, 화요일 야간 진료 마지막 환자로 어머니와 함께 20대 초반 여자 환자분이 왔다. 실신할 것 같은 강렬한 전조 증상이 반복되면서 점차 외출을 기피하게 되어 몇 달째 집 안에서만 생활하고 있는 환자였다. 그녀의 몸과 마음을 힘들게 하고 있는 것은 다름 아닌 그녀의 꿈이었다. 나쁜 꿈, 잘못된 꿈이기 때문이 아니라 꿈이 너무 절실해서였다. 강렬한 꿈은 누구나 다 갖고 싶어 하고, 우리는 대부분 강한 꿈을 가진 이를 부러워한다. 나도 이 실신 환자가 강한 꿈, 목표, 소망을 가지고 있다는 사실 자체는 많이 기뻤다. 소망을 가졌다면 삶을 다시 일으켜 세울 수 있으니까. 그 꿈을 감당할 수 있도록 건강을 회복시키고, 꿈이 환자를 갉아먹지 않게 꿈을 다룰 수 있는 지혜를 갖춘다면, 꿈은 그녀의 가슴속에서 아이언맨의 심장처럼 무궁한 에너지를 내게 될 것이다.

그녀는 한동안 이루고 싶은 별다른 꿈 없이 지내다가 문득 간절하게 성취하고 싶은 삶의 목표가 생겼고, 그 목표를 이루기 위해 모든 것을 완벽하게 잘 해내고 싶어졌다. 그러다 보니 작은 일 하나하나에 긴장감이 강해지기 시작했다. 지각하지 말아야 한다는 절실한 마음은 몸을 힘들게 했고, 매일 지하철을 이용해 등교할 때다가 복통과 메슥거림, 쓰러질 듯한 어지러움에 시달리면서 설사를 하게 되었다. 학업에 대한 압박감이 강해지면서 외출을 하면 어지럽고 토할 것 같은 느낌이 종종 생겨났고, 그만큼 몸이 힘들어지고 불안 성향이 강해졌다. 그래서 점차 외출을 기피하게 되어 꼭 필요한 병원 방문 등을 제외하면 집 밖으로 한 걸음도 나가지 않고 살고 있었다. 범불안 장애라고 진단받고 항불안제를 복용하기도 했으나 얼마 지나지 않아 자궁내막증을 발견하게 되면서 항불안제를 끊고 에스트로겐 억제제를 복용하기 시작했다. 이로 인해 무월경과 무기력감, 갱년기 유증상들이 나타났다. 건강 염려증도 강해져 머리가 조금만 아파도 뇌종양에 대한 걱정을 떨치기가 어려웠다. 불면증도 3년째 심하다. 환자는 자신이 하루에 1~2시간만 자고 있다고 느낀다. 코로나 시기에 시행된 비대면 쌍방향 수업은 잘 할 수 있었으나 올해 대면 수업으로 전환되면서 현재는 학업을 이어가지 못하고 휴학 상태로 하루 종일 집에서 거의 누워 지내고 있었다. 식사량도 하루 한 끼 정도로 매우 적은 상태였다.

그녀의 치료는 그렇게 쉽지만은 않았다. 초기의 몸 상태는 극도로 약하고 불안정한 상태였기에 소음인의 불안에 활용하는 몇몇 단계의 한약 처방을 세세하게 조절하면서 약을 맞춰 나가야 했다. 환자는 소화 기능이 너무 안 좋았고, 이로 인해 그녀는 강한 메슥거림으로 어찌할 바를 모르고 괴로워하는, 무기력하고 불안한 상태였다. 자궁내막증으로 인해 복용하고 있는 에스트로겐 억제제로 인한 부작용도 배제할 수는 없었다. 그렇다고 진행하고 있는 복약(양약)을 중단할 수도 없었다. 최대한 환자의 예민해진 신경을 이완시켜 억제된 소화 기능을 살려내고 환자가 불량한 소화로 인해 불안에 떠는 것을 해결해줘야 했다. 많은 대화와, 섬세한 처방 조절을 통해 어렵사리 소화가 안정되자 그녀는 스스로 자신감을 찾기 시작했고, 수면 패턴을 바로잡아야 한다는 내 권고에도 호응해 뒤바뀐 낮과 밤을 바로잡으려고 노력해줬다.

불안을 해소하면서 소화 기능이 살아나고 어그러진 수면까지 정상화되자 이제는 기력을 끌어올릴 차례였다. 기력을 보강하면서 위 기능도 같이 보강하자 식욕이 상승하면서 드디어 식사량이 늘어나기 시작했다. 그간은 아파트 단지 내 산책을 좀 해보자, 5월이라 날씨가 참 좋다, 해도 집 밖으로는 한 발도 나가지 못하고, 잡혀 있는 병원 예약 날짜가 다 가오면 그로 인한 불안감에 여러 가지 증상이 악화되어 힘들어하던 그녀는 드디어 혼자 외출을 해보기 시작했다. 그녀의 외출이 얼마나 공포의 대상인가를 이해하고 난 후부터는 '그냥 기다리자-'며 더 이상 산책을 권유하지 않고 있던 나에게 어느 날 드디어 **"선생님, 저 마트도 다녀오고 백화점도 다녀와봤어요, 아직은 좀 힘들지만 그래도 할 만하더라구**

요."라고 말해주었다. 정말 어려운 발걸음이었다는 걸 알고 있는 나에게 이 두 문장은 정말 뛸 듯이 기쁜 말이었다. 이 소식에 같이 일하는 동료 원장님께 얼마나 자랑을 했는지 모른다. 우리 환자가 이제는 바깥으로 스스로 나갈 수 있게 되었다고 자랑하는 내 목소리는 들떠 있었다. 치료를 시작한 지 3개월이 되어가던 시점이었다.

아직은 거쳐야 할 치료 과정이 많이 남았다. 아직은 채 가시지 않은 불안이 언제든 커질 수 있는 불씨 역할을 하지 않게 좀 더 단단히 다져야 한다. 너무 약해져 있는 기력을 보강해가는 과정도 시간이 걸린다. 하지만 그녀가 어려운 병 앞에 용기를 잃지 말고, 또 차곡차곡 계단 하나하나를 오르기를 진심으로 바라며 진득하게 기다리려고 한다. 그녀가 자신의 꿈을 감당할 만한 건강을 온전히 회복하고, 꿈을 컨트롤할 만한 스스로의 지혜를 터득하여, 꿈을 이룰 수 있는 현명한 전략(전쟁에서 이기기 위한 책략)을 구사할 수 있는 인생의 명장수가 되기를.

성인이 된 아이를 믿어주는 어머니

환자가 일차적으로 소화 기능이 살아나고, 불안이 좀 안정된 시점이었던 3개월 즈음 혼자의 어머니와 통화를 하게 되었습니다.

치료를 하다 보면 아이가 스무 살 이상이 되어도 어머니가 늘 병원에 동행하고, 하나하나 진료 과정을 설명 듣는 분들도 있고, 성인이 된 아이가 원장과 직접 소통하도록 두고 한걸음 물러나 있는 어머니들도 있는데, 이분은 후자였습니다. 이런 어머니의 방침은 이번 치료에서 상당히 도움이 많이 되었던 것 같습니다. 환자는 저를 상당히 신뢰하고 있었고, 저도 이 환자의 전화 목소리가 내 대학 시절 친구를 연상시켜 친근하면서도, 또 집 밖으로 한 발 내딛는 것조차 두려워하는 이 학생을 최선을 다해서 치료하자는 투지를 불태우고 있었기에 불안에 떨고 있는 환자와의 긴 전화 상담에도 늘 진심을 담고 있었습니다. 어머니를 통해 간접적으로 증상이 전달되거나, 어머니의 시각과 의견이 개입되지 않고 환자와 직접적으로 소통하고 처방을 결정하는 과정이 신뢰 형성에 상당히 도움이 되었습니다.

3개월 치료가 한 단락 마무리되면서 제가 경과 설명차 전화를 드려서야 비로소, 그간 혹시라도 치료에 방해가 될까 봐 가급적 개입하지 않고 지켜만 보고 있었다는 말씀을 하시는 어머니. 그리고 보니 이 환자와 신뢰를 쌓는 과정에 어머니는 따뜻한 인내로 무언의 도움을 주고 계셨다는 것을, 저도 그제야 깨달았습니다. 인생을 살아보면 한마디 말을 하는 것보다, 그 한마디를 안 하는 것이 때로는 훨씬 더 힘들다는 것을 알게 됩니다. 그래서 더 감사했습니다.

꿈 2

    2018년도에 내원하였던 기억에 남는 환자가 또 있다. 불안, 공황장애가 좀 더 주된 양상인 실신 환자였는데, 이분 또한 자신의 꿈과 목표를 향해 내달리는 과정에서 병이 생겨난 경우였다. 음악 분야에서 일하고 있었는데, 자신의 몸과 정신을 몰아붙여 결과물을 만들어내는 일 패턴을 갖고 있었고, 자신의 모든 것을 몰입하여 그 분야에 매진하는 모습이 가슴 서늘하게 멋지기도 하고 걱정되기도 하는 분이었다. 30대 중반 나이에 체격도 건장한 남자분이었는데, 운전 도중 느끼는 심장 두근거림, 숨이 막히는 듯한 느낌, 식은땀과 함께 곧 실신할 듯한 증상을 겪게 된다고 이야기한다. 공황 양상이다. 위험천만한 상황이다.

    22세 즈음 처음 실신을 겪은 이후로 음주 후 실신하기도 하고, 지하철에서 음악을 들으며 가다 보면 시야가 흐려지면서 실신했던 것도 2회, 기차에서 자다가 실신, 집에서 자다가 실신하기도 2회, 그냥 앉아서 대화하다가 실신, 병원에서 수액 주사를 맞다가 실신, 밤을 새고 나서 비행기를 탄 후 기내 식사를 하고 체한 듯하여 헛트림을 계속하다가 실신하였다며 스펙트클한 히스토리를 주욱 늘어놓는다. 실신까지 진행되지 않더라도 전조 증상만 겪는 것은 평소에도 수시로 발생하고 있었다. 또한 누군가와 운전을 하거나, 대화를 해야 하거나, 긴장감 있는 상황에서 가슴 답답함(흉민감)이 생겨나고, 손발이 차가워지면서 소름 끼치는 느낌이 든다고 호소하고, 2년 전부터 호흡이 인식되면서 숨쉬기가 불편하고, 목에 이물감이 느껴진다는 설명도 한다. 강한 불안 양상에 바닥나 버린 에너지 양상 즉 극허증이 섞여 있었다.

특히나 이 환자는 특징적으로 여러 번 '**자다가 실신**'한다고 했는데, 초반에는 에너지 소모가 가장 적고 안정적으로 누워있는 상태에서 실신이 발생한다는 것이 치료하는 한의사 입장에서는 이해하기가 힘들었다. 미주신경성 실신 기전이라기보다는 누운 자세에서 흉부 혹은 심장이 압박을 받아 나타나는 불안 장애의 한 양상으로 이해해야 하지 않을까 고민하였다. 그러나 이렇게 자다가 실신할 듯한 느낌을 받거나, 자다가 실신하는 상황을 호소하는 환자를 반복해서 만나게 되면서 이것이 몸이 가장 극허할 때 나타나는 증상이라는 것을 점차 깨닫게 되었다. 이들의 몸은 잠잘 때 소모되는 에너지조차 감당하기 힘들었던 것이다. 환자들은 자다가 "몸이 바닥으로 가라앉는, 바닥으로 꺼지는 느낌이다"라고 표현한다. 실제로 실신할 것 같은 느낌이 들고, 실신을 한다 - 고 하시는 환자들도 있었다. 학교 책상에 엎드려 있다가 실신이 되어 수업이 시작되어 친구들이 흔들어 깨워도 일어나지 않고 그제야 실신한 줄 알았다는 고등학생도 있었다. 이것은 심장열을 풀어내야 할 증상이 아니라, 강하게 기력을 보강해야 하는 증상이었다.

불안 장애를 동반한 미주신경성 실신의 경우, 대부분 심장열과 전신적인 허증 양상이 혼재되어 있어 치료 과정이 다소 복잡해진다. 한의학에서 심장열을 풀어내는 불안 치료 처방은 대게, 보약과는 반대선상에 있는 처방이 많아 기력 보강과 불안을 동시에 치료하는 처방을 구성하기가 어렵다. 불안과 허증 중에 무엇이 더 심하고 주된 증상인지를 가늠하여 치료를 진행해야 한다. 간혹, 불안이 병의 좀더 주된 원인이기는 해도, 체력이 너무 약하여 심장열을 풀어내는 처방을 바로 적용하기 힘들다고 판단될 때는 심장열 치료약을 견뎌낼 만한 정도의 기력을 먼저 보강하고 후에 심장열을 풀어내고, 차후 다시 마저 체력을 보강해야 하는 케이스들도 있었다.

이 환자는 병의 양상이 너무 심하고, 불안도 강하여 환자가 감내해야 하는 공포감도 상당한데, 이분은 치료에 있어서도 독립적이고 의지적인 그 성향을 뚜렷이 내어 어려웠던 과정을 다 헤쳐 나갔다. 분명히 어려운 양상들을 다 겪고 있는데도, 늘 진료실에서의 얼굴은 단단한 미소를 머금고 있는 경우가 대부분이었다. 환자의 증상에 동고동락하며 머리 싸매고 치료하는 나도 진정으로 인정, 놀라움을 넘어서 대단, 경외 이런 단어까지 떠올리게 하는 사람이었다. 물론, 2달의 치료로 조금 살 만해지자 얼른 또 온갖 일 스케줄을 잡아서 진행하는 바람에 나를 혼비백산하게 만들고 다시 악화만 되지 말라는 심정으로 버티기 모드를 진행해야 하기도 했다. 아이고, 그걸 못 참고 또 일을 하네….

이 사람의 꿈을 향한 이런 강한 열정은 어디서 생겨났을까? 어떻게 저렇게 살 수 있는 에너지가 나오는 걸까? 성공에 대한 강한 집념이었을까? 스무 살부터 앞만 보고 달리게 만드는 힘, 며칠 밤을 새워가며 작업을 하게 하는 그 힘은 어떻게 생겨났을까? 그 당시에는 환자의 증상을 치료하느라 정신이 없어서 미처 이런 그의 집념이 어떻게 생겨났는지 물어볼 겨를이 없었다.

요즘 아이를 키우다 보니 남편이나 주변 동기들, 친구들에게 "너는 그렇게 열심히 공부하게 된 동기가 뭐였니?"를 물어보곤 한다. 나 같은 경우는 별다른 계기가 없었다고 해야 하나, 그냥 어려서부터 은연중에 부모님으로부터 배웠을지도 모르는 성실함이 원동력이었나 싶다. 나는 공부가 재밌지 않았다. 누군가 어린 시절 나에게 "너는 공부가 재밌니?"라고 물을 때마다 나는 "아니요, 공부가 재미있어서 하는 사람이 어디 있어요. 그냥 해야 하니까 하는 거예요." 했었다. 성적에서 성취감을 느낀다거나 인정 욕구가 강한 타입도 아니었고, 이겨야 한다는 경쟁심이 있는 아이도 아니었다. 그렇게 그저 성실하게 해야 할 일을 해야 해서 학업 과정을 이어가고 있었다. 그러다가 진정으로 재미를 느낀 것은 대학까지 다 졸업하고 난 뒤의 임상이었다. 환자를 치료하며 보람을 많이 느꼈고, 한의학으로 환자를 치료하는 과정들이 신기하고, 흥미롭고, 재미있었다. **그렇다, 한의사에게도 한의학은 늘 신비하고 신기하다.** 그러니 지치고 힘들어도 다시 돌아갈 수 있는 저력이 나오기 시작했던 것 같다. 즐길 수 있는 일을 해야 한다는 말에 어느 정도 동의하고 있었다. 그런데 내 남편은 전혀 아니었다. 그는 늘, 일은 좋아서 하는 것이 아니라고 했다. 나는 그렇게 답하는 그가 힘들어 보이고, 안쓰러웠다. 그런데 어느 날 서장훈 씨가 어느 TV 프로그램에서 똑같은 말을 했다. 농구계의 1등을 해왔던 그가 자신은 농구를 즐긴 적이 없다고, 책임감을 느낀 이후부터는 전쟁이라고 생각하고 해왔다는 그 말에 남편은 전적으로 동감하고 열광하고 있었다. 남편의 경우 이렇게 한평생 늘 열심히 달려온 원동력은 강한 책임감이었다. 무언가 슬프지만 그 또한 어마어마한 원동력이 되는 것 같다. 사람마다 다 다양한 원동력으로 삶을 살아간다. 나는 늘 그 다양한 사람들의 다양한 원동력 스토리가 궁금하다.

어쨌거나, 이분도 5달 분량의 한약 치료로 이 모든 증상에서 벗어날 수 있었다. 지금은 잘 지내고 계실까? 아직도 계속 일에 줄기차게 엑셀을 밟고 있을까.

한 달의 의미

어느 날 전화 상담을 하고 싶다는 메모가 왔다. 이름 세 글자와 전화번호만이 전달되었다. 진료하다 잠깐 틈이 생기자 전화를 걸어 보았다. 말투가 약간 느리고 피곤한 남자 목소리다. 보통 전화 상담을 해 보고 싶다는 환자들은 먼 지역에 살면서도 어느 정도 나이가 있는 남자분들이 많다. 당장 예약을 잡고 병원 오기에는 거리가 멀고, 답답한 심정은 있고, 메신저나 홈페이지 상담 게시판을 이용하는 방법은 뭔가 편치 않은 그런 분들. 이분도 목소리가 약간 나이가 있나? 60대? 50대? 이런 느낌을 주는 목소리다. 그런데 하나둘 증상을 풀어가며 대화를 하다 보니 지역은 먼 지역이 맞는데 '아, 생각보다 나이가 젊은가?' 싶을 즈음, 이 환자분이 본인은 29세라고 밝힌다. 많이 아픈 이 환자는 몸이 지쳐 목소리도 젊게 들리지 않았던 것이다.

이 환자가 풀어놓는 자신의 증상들은 꽤나 독특하고 조금은 어려워 보였다. 양방에서는 심한 정신과 환자 취급을 받을 게 분명한 그런 양상들이었다. 한의원에는 양방 병원에서 일차적으로 검진을 다하고도 원인을 찾지 못한 채로 계속 몸이 아프고, 어디에서도 이해받지 못하는 특이한 증상의 환자들이 많이 오는 편이라, 나는 환자가 아무리 독특한 증상을 늘어놔도 그러려니 하고 일단 증상을 경청하는 편이다. 이 환자의 양상을 이것저것 상세하게 캐묻고 들어보니 내가 치료할 수 있는 범주 같았다. 그래서 치료해볼 수 있을 것 같아요, 해보시죠 - 했더니,

"나을 수 있을까요, 원장님? 실은 제가 그동안 수많은 병원을 가봤고 한의원도 3군데나 다니면서 벌써 6개월째 치료를 해봤는데… 잘 안 나아서 이젠 무얼 더 찾아보고 검색할 의욕도 바닥 난 상태입니다. 그러다 보니 요즘은 우울감도 있고요…. 거의 외출도 하지 않고 지내고 있습니다. 여기서 안 되면 저는 더 이상 무얼 해야 할지 모르겠습니다…."

나는 언젠가부터 아무리 잘 나을 수 있을 것 같고 잘 고칠 자신이 있어도, 환자들한테 장담을 안 하기 시작했다. 호언장담은 나에게 금기 문장이 되어버렸다. 환자가 호전이 안 될까 봐 너무 근심 걱정하고 힘들어하고 있으면, 나도 속이 너무 근질근질하여 "잘 나을 거예요, 걱정 마세요."라고 어쩔 수 없이 한마디 뱉을 때에도 가급적이면 몇 번 보아 친숙함이 생겨난 환자에게만 조용하게, 최대한 힘을 안 주어

서 '환자분만 살짝 알고 계세요, 잘 나을 거예요. 이건 제가 잘 고치거든요 - '라는 느낌으로 슬쩍 언급한다. 치료를 하다 보면 여러 가지 생각지 못한 변수가 생길 수도 있고, 인간이 만들어낸 기계도 아닌 수십억 년 된 자연의 창조물인 인간 몸에 생긴 병의 깊이가 깊을지 얕을지 예측하는 것은 어려운 일인 까닭에 가급적이면 조심하게 된다. 좀 철없던 시절에는 치료에 자신감이 붙어 자아가 팽창하면서 신나서 환자에게 호전을 호언장담하기도 했었다. 그러다 낭패를 보기도 했었다. 3개월이면 낫는다고 했는데 벌써 3개월인데 아직 다 안 나았다며 따지고 드는 환자를 만나게 된다. 분명 호전 경과를 밟고 있는 상태인데도 3개월 안에 다 못 나았다고 화를 내면 할 말이 없어진다. 정말 서운하고 억울하지만 내가 뱉어 놓은 말이니 꿀 먹은 벙어리가 될 수밖에 없었다. 나는 그렇게, 어떻게 보면 현명한, 어떻게 보면 성숙한, 어떻게 보면 닳아진 의사가 되어가고 있었다.

그래서 나는 '한 달'을 이야기하기 시작했다. 치료에 대한 의구심을 갖고 치료를 할지 말지 고민하는 환자들에게, "잘 나을 테니 걱정 말고 치료하세요."라고 말 못 하고, "한 달 치료를 시도해 보시죠." 하는 거다. 그리고 나는 한 달 안에 이 환자가 내 치료에 신뢰를 가질 수 있도록 치료 효과를 내놓아야 하는 거다. 일종의 거래다. 당신이 내 치료에 갖고 있는 의구심을 지금 내가 "몇 개월 안에 완치 가능하다"

라고 장담하여 안심시켜주지 못하는 대신, 한 달 동안 치료 효과를 몸소 느껴보고 치료를 더 할지 말지를 스스로 판단하라는 제시안인 것이다. '그렇게 의구심만 갖고 주저하고 있지 말고, 저에게 한 달의 기회를 줘 보시죠.' 이런 의미가 된다. 물론 난치이고 어려워 보이는 질환에 그 기회가 두 달이 되고 세 달이 되면 나야 그 기간 안에 내가 할 수 있는 모든 것을 다 해볼 수 있어서 좋겠지만, 이미 여러 가지 치료를 시도해보고 효과가 없어 힘들고 지친 환자에게 두세 달을 해보라고 공허하게 제시할 수는 없는 노릇이니까. 나에게는 약간 빠듯하지만, 환자 입장에서는 그래도 해볼 만한 '한 달'을 제시하는 것이다.

그래서 나는 또 이 환자에게 "한 달 정도 치료를 시도해보세요."라고, 그렇게 - 또 방어적으로 말하고 있었다. 그런데 이 환자는, 절박했다. 절벽에 서 있는 느낌이었던 거다. 이미 큰 병원에서 검사란 검사는 다 해보았고, 그저 공허한 '이상 없다'는 말만 들었을 뿐. 게다가 본인이 살고 있는 지역의 한의원 3군데에서 6개월간 치료를 해보았으나 낫지 않아 지쳐 있었다. 더 이상 검색해볼 힘도 없다고, 그렇게 나에게 말하고 있었다. 그래도 '서울에 있는' 뭔가 좀 다른 한의원을 찾아 마지막이라는 심정으로 전화를 걸어보았는데, 이 원장은 한 달만 해보라고 한다. 한 달 해봐서 안 되면 어쩔 수 없다는 듯이, 이 원장은 말했던 거다. 나의 이 말이, 환자에게는 그렇게 야속할 수가 없었다. "한 달 해보고 안 되면 포기라니요. 나를 포기한다니. 나는 지금 이 원장님조차 나를 포기하면 어쩌나 불안에 떨며 전화를 했는데요…." 환자는 내 말에 꽤나 상처를 받았던가 보다. 내가 상처받지 않기 위해 그은 선에, 환자가 상처를 받았다. **아마도 환자는 자신의 의구심을 피력하기보다는, 잘 나을 수 있다는 원장의 자신 있는 말을 듣고 위로를 받고 싶었던 것 같은데,** 나는 "한 달 해보고 안 되면 나도 어쩔 수…"라는 말로 상대에게 상처를 주었던 것이다. 미안했다. 아니 그게 그 말이 아니라고 얼른 수습을 했지만, 환자는 이미 내가 꺼내지도 않은, 자신이 꺼낸 '포기'라는 단어에 꽂혀 있는 듯했다. 정말 미안했다. 그런데 실은, 나는 환자가 포기하지 않으면 먼저 포기하지 않는다. 내가 할 수 있는 모든 처방을 고민하고, 그것도 안 되면 따로 공부해서라도 해결책을 찾으려고 노력한다. 의구심이 아닌 신뢰를 내보이는 환자를 쉽사리 포기할 의사는 없을 거라 생각한다.

당연하지만, 가능성이 없어 보이면 치료해보라는 말을 하지 않는다. 내가 또 "한 달만 치료해 보시죠." 하고 있다면, "내가 잘 치료해볼 수 있을 것 같은데, 그래도 의심스러우면, 한 걸음만 내디뎌 보세요. 그다음부터는 제가 힘을 내 보겠습니다"로 들어주셨으면 좋겠다.

아니, 이 진심을 어떻게 더 다듬어진 문장으로 전달할 수 있을지를 고민해봐야겠다.

고수 할매

어른들은 종종 아이들에게는 이런 말을 한다. "너는 커서 뭐가 되고 싶니?" 나도 어른이 되었다고 아이들을 보면 그게 제일 궁금하다. 이 자그마한 몸과 머리와 마음에 어떤 귀여운 꿈이 자리 잡고 있는지가 궁금한 거다. 그래서 종종 내 한의원에 오는 아이들에게 관심의 표현으로 이런 질문들을 했었는데, 이 질문이 상당히 어렵고 곤란한 질문이라는 것을, 대답하기 힘들어하는 아이들을 겪어보고 알게 되었다. 그러니 이제는 다른 아이들에게는 그런 질문을 가급적 삼가고, 내 아이에게만 물어본다.

"너는 커서 뭐가 되고 싶니?"
골똘히 생각하면서 답하기 어려워하던 딸내미는 또 나에게 물어온다.
"엄마는 커서 뭐가 되고 싶어?"

아, 엄마는 커서 뭐가 도고 싶냐고??

나는 이미 키도 다 커버렸고 나이가 들어서 무언가도 되긴 했지만, 어른과 어린이의 차이를 모르는 다섯 살 즈음이던 딸내미는 나에게 똑같은 질문을 되묻는다. 생각해보면, 더 이상 키는 자라지 않을 테지만, 나는 아직도 더 커갈 수 있었다. 성장할 수 있는 수많은 세월이 아직 내 앞에 남아있지 않은가. 그런데 나는 더 커서 무엇이 되고 싶은지 명확하게 발화해본 적이 없었다.

"그래, 엄마는 나중에 크면… 고수 할매!" 마음속에서 어렴풋하던 그 무엇이 단어가 되어 나온다. "응? 할매가 뭐야?"
"할머니라는 달이야~ **엄마는 나중에 크면 고수 할머니 한의사가 되고 싶어~!**"
그렇게 방긋 웃으며 얘기했다.

임상을 시작하면서 매년 조금씩 조금씩 더 알아가고, 하나둘씩 낯선 처방을 몸에 익혀, 한 계단 한 계단 능숙해지는 것이 연말에 한 해를 돌아보고 정리하며 갖는 보람이었다. '올해도 이런 저런 것들을 더 많이 알게 되고, 그래서 이런 저런 환자들을 더 잘 치료할 수 있게 되었구나~' 나의 한 해는 늘 그런 식으로 정리되었다. 그런데 그 과정이 십수 년이 쌓이니 제법 많이 올라온 것 같아 이즈음이면 산중턱 정도에는 오른 것이 아닌가 생각이 들 때도 있다. 처방에 꽤나 자신감이 붙어, 이제 웬만한 환자는 다 고칠 수 있을 듯 기고만장하다가도 어려운 환자를 만나면 또 깨지고, 반성하고, 다시 고민하고, 공부해야 했던 경험이 많은 것을 보면 아직도 산중턱은 한참 멀었을지 모른다. 한의학은 알수록 더 어렵게 느껴지고 그 깊이가 얼마나 되는지 가늠이 안 된다. 아직도 1, 2주에 한 번씩은 탄식하듯 "아이고~ 한의학은 정말 어렵네~" 혼잣말을 한다. 그러다 보니 또 십 년, 이십 년, 삼십 년 정도… 지나면 정말 도사처럼 환자를 척 보기만 해도 척척 한방에 고쳐내는 명방을 써낼 수 있게 될까? 공상을 해보게 된다. 꽤나 세월이 걸릴 것 같아 보이니, 그때의 나 자신을 할머니로 설정할 수밖에 없다. 주름진 얼굴에 굽은 어깨와 허리를 하고, 기력이 없어서 하루 몇 명 환자를 보지도 못하면서도 번득이는 눈빛이 순간순간 살아나는 그런 할매.

그래도 꽤 멋있지 않겠어? 척 보고 척척 100점짜리 처방을 내는 그런 무림의 고수 할매 말이야. 물론 할머니가 되었다고 고수가 되어 있으리란 보장은 없어. 계속 한 계단, 한 계단 성실하게 올라가야 할 거야. 흥미와 호기심을 잃지 않는 게 중요해. 환자가 잘 나았을 때 벅차오르던 그 기쁨을 기억해. 너무 욕심 부려 급하게 몇 계단씩 뛰어오르면 숨이 차 그만두고 싶어질 수도 있으니까, 그냥 나 하던 대로, 원래 네 성격대로 그렇게, 한 걸음 한 걸음씩 조용하게 말이야.

오늘 또 쓰러졌습니다

4장: 좋은 정보를 좀 더 알아두면

[실신에 관련된 검사]

실신을 겪고 나서 병원에 가면, 어떤 검사를 하게 되나요?

실신을 겪게 되면 누구나 매우 당황하게 되고, 심적으로 충격을 받게 됩니다. 실신이 자주 발생하게 되어, 3차 병원에 내원하면 선별적으로 혈액 검사, 소변 검사 등 기초 검사를 진행하고 심전도 검사, MRI, 뇌파 검사, 기립경 검사(Head-Up Tilt Table Test)를 진행하는 경우가 많습니다.

뇌전증(간질)에 의한 실신인지를 감별하기 위해 MRI, CT를 진행하여 뇌병변을 확인하고, 좀 더 자세한 소견을 위해 뇌파 검사를 진행하기도 합니다. 이러한 검사에서 정상 판정이 나오면 실신의 원인 중에서 뇌전증을 제외하게 됩니다. 실신은 심장 질환에서 유발되는 경우도 있으므로 심초음파, 심전도 등을 확인해보게 됩니다. 좀 더 면밀한 검사가 필요하면 24시간 혹은 72시간 동안 심전도를 확인해보는 홀터 검사를 하기도 합니다. 심전도 검사에서도 정상이 나오면 미주신경성 실신을 추정·진단하게 됩니다. 보다 명확히 미주신경성 실신을 확인하기 위해서 진행하는 검사가 기립경 검사로 여기서 양성 반응(실신 반응)이 나오면 미주신경성 실신으로 확진하게 됩니다.

요약을 하자면, 뇌 질환, 심장 질환 없이 실신이 발생하게 되던 '신경성 실신' 범주에서 가장 흔한 실신인 미주신경성 실신으로 진단하게 됩니다.

기립경 검사 결과, 음성이어도 치료가 가능할까요?

기립경 검사(Head-Up Tilt Table Test)는 미주신경성 실신 진단에 활용하는 검사입니다. 미주신경성 실신의 경우 그 증상을 확인하는 문진만으로도 진단이 가능하지만, 다른 질환과의 감별을 위해 MRI, 뇌파 검사, 심전도, 기립경 검사 등을 하게 됩니다. 뇌전증으로 인한 실신을 감별하기 위해 뇌 MRI, CT, 뇌파 검사를 진행하고, 심질환으로 인한 실신을 감별하기 위해 심전도, 심초음파 등을 진행하며 여기서도 다 정상이 나온다면 미주신경성 실신을 의심하여 기립경 검사를 실시하게 됩니다.

미주신경성 실신으로 저를 찾아오시는 분들 중에는 이러한 기립경 검사에서 실신 반응이 나오는 '양성' 판정을 받고 오시는 분들이 대부분이지만 의외로 '음성'이 나오는 경우도 종종 있습니다. MRI, CT, 뇌파 검사, 심전도 등 모든 검사에서 정상, 뇌전증(간질)도 아니고, 심장 이상도 아닌데 실신이 유발된다면 미주신경성 실신이 가장 유력합니다. 그런데 기립경 검사에서도 결과가 음성으로 나오면서도 실신 혹은 실신 전구 증상이 있는 경우입니다. 이때에는 불안 장애 중 공황 발작으로 인한 실신 혹은 실신할 것 같은 느낌을 의심하게 됩니다. 실제로 임상에서 실신을 계속 치료하다 보면, 실신할 것 같은 느낌만 있는 경우도 많습니다. 이러한 실신감의 원인이 불안 장애, 공황 발작으로 보이는 경우입니다. 즉, 실신의 원인으로 스트레스가 상당히 크게 작용하는 것으로 파악되는 유형입니다. 실신의 원인으로 스트레스가 좀 더 주효한 역할을 한다면 기립경 검사에서 양성 반응이 안 나올 수도 있고, 그날의 컨디션에 따라 실신 반응이 안 나올 수도 있습니다.

현실적으로는 많은 환자분들이 몸의 기능 저하로 인한 미주신경성 실신과 불안 장애를 동반한 두 가지 양상이 섞여 있는 경우가 많습니다. 개개인의 증상 특징에 따라 신체 기능을 먼저 끌어올릴지, 아니면 불안 증상을 먼저 해소해야 이후 치료가 순탄하게 진행될지 판단하여 치료를 진행하게 됩니다. 실제 실신 없이 실신할 듯한 느낌만 잦거나 기립경 검사에 음성 판정을 받았어도 - 뇌전증이나 심장 질환으로 인한 실신이 아니라면 - 한의학적 치료로 좋은 결과를 기대할 수 있습니다.

[한의학적 치료법]

앞의 사례들을 어느 정도 읽어보았다면, 한의학에서의 실신 치료는 한두 가지 처방, 한두 가지 치료법이 정해져 있는 것이 아니라는 것을 눈치 챘을 수 있습니다. 한의학이 원래도 그렇지만, 신체 전반적인 정상 기능의 회복에 목표를 둡니다. 어느 한 가지 양상만을 타깃으로 치료하지 않는다는 거죠. 한의학은 정말 철저하게 개인 맞춤 처방이 이루어지다 보니 같은 실신 양상이어도 체질과 개인 건강 상태에 따라 그 처방은 정말 다양해집니다. 다만 실신 환자들의 특징을 2가지로 크게 나눈다면, 보약을 위주로 활용해야 하는 허증과 불안 장애를 목표로 열을 풀어내야 하는 부류로 나눌 수 있습니다. 물론 2가지 양상을 모두 갖고 있는 경우도 상당히 많구요.

보강 치료를 위주로 해야 하는 경우도 예민해져 있는 위장 혹은 과민해진 대장 기능을 먼저 살려내야 하거나, 만성적인 수면 불량으로 누적된 만성 피로를 해결하기 위해 불면증 치료에 초점을 맞추기도 합니다. 강한 생리통으로 인해 생리할 때마다 실신이 유발된다면 생리통을 치료하기 위해 하단전 기능을 보강하고 혈액 순환을 원활히 하는 치료를 하기도 합니다. 그리고 물론, 기력이 너무 저하되어 있으면 기력만을 강하게 보강해야 할 때도 많습니다. 이러한 다양한 양상들이 모두 허증의 범주입니다.

불안 장애가 주된 양상이 되는 경우에는 체질에 따라 간열, 심열, 심포열, 기울(氣鬱, 에너지가 흐르지 못하고 뭉친 것) 등을 풀어내는 치료를 하게 됩니다. 가끔은 불면증도 열을 풀어내야 좋아지기도 합니다.

이러한 치료 과정이 평균적으로는 3~4달 정도 소요되는 편이고, 증상이 매우 심하거나, 양상이 복합되어 있다면 6개월 혹은, 그 이상 치료가 필요한 경우도 있습니다. 실신은 주로 내과적인 양상이 대부분이라 침 치료는 거의 않고, 대부분 한약으로만 치료를 진행합니다. 그래서 먼 지역에서 내원하시는 환자분들도 초반에 일주일 간격으로 2~4회 정도 내원해주시면 이후에는 직접 내원이 많지 않아도 치료를 진행할 수 있습니다.

[셀프 체크]

어지럼증 구분하기

어지러움은 발생 원인이 무엇이냐에 따라 조금씩 다른 양상을 보입니다. 실신형 어지러움은 심장의 신경성 작용에 의해 머리로 혈액 공급이 순간적으로 떨어질 때 나타나는 양상이며, 이석증형과 메니에르형은 귓속의 균형 감각을 담당하는 전정계의 이상 반응으로 나타납니다.

실신형 VS 이석증형 VS 메니에르형

실신형 어지러움 (dizziness)

- 눕거나 앉은 자세에서 갑자기 일어설 때 어지럽다. ☐
- 오래 서 있으면 어지럽다. ☐
- 순간적으로 시야가 까맣게 흐려지거나, 소리가 안 들리면서 어지럽다. ☐
- 사람 많은 공간에서 답답하고, 숨 쉬기 힘들고, 식은땀이 나면서 어지럽다. ☐
- 공복 상태, 피로 상태에서 어지럽다. ☐
- 눕거나 앉아 안정을 위하면 금방 좋아진다. ☐

이석증형 어지러움 (vertigo)

빙글빙글 도는 듯한 어지러움이다. ☐
가만히 있어도 시야가 흔들리는 듯한 어지러움이다. ☐
특정 자세에서만 어지럽다. ☐
누운 자세에서 고개만 돌려도 수 초~수십 초 빙글빙글 어지럽다. ☐
청력 저하는 동반되지 않는다. ☐

메니에르형 어지러움(vertigo)

난청과 귀가 꽉 찬 듯한 느낌과 함께 어지럽다. ☐
귀에서 소리가 들리는 이명이 있다. ☐
귀에 '먹먹함'이 동반된다. ☐
구역감, 구토, 식은땀, 청력 감소가 나타난다. ☐
아무런 자세 변화 없이 가만히 누워만 있어도 빙글빙글 돌듯이 어지럽다. ☐
갑자기 어지럽기 시작하여 20~30분 이상 1~2시간까지도 어지러움이 지속된다. ☐

실신 반응 구분하기

미주신경성 실신과 얼핏 유사하여 감별이 필요한 뇌전증은 대발작이라고 불리는 전신강직간대발작입니다. 뇌전증의 실신에서는 정신을 잃고 쓰러지는 양상은 미주신경성 실신과 비슷하나 근육에 강직이 생겨 팔에 힘이 들어간다거나, 전신이 뻣뻣한 모습을 보입니다. 실신을 하여 쓰러지는 동안에도 힘이 들어가 있어서 주변 사람들이 굽혀진 팔을 펴거나 신체를 돕기가 힘듭니다. 또한 신경성(자율 신경계)이 아닌 실질적인 심장의 구조적, 기능적 이상으로 나타나는 실신은 허혈성 심장질환, 뇌졸중 등 좀 더 중증 질환으로 이어질 수 있습니다.

신경성 실신 VS 뇌전증 VS 심장성 실신

신경성 실신

- 실신 후 1분 이내로 의식이 멀쩡하게 돌아온다. ☐
- CT, MRI, 뇌파 검사, 심전도 검사에서 모두 정상으로 나온다. ☐
- 기립경 검사에서 양성(실신 반응)이 나온다. ☐
- 실신 후 무기력하지만 일상생활이 가능하다. ☐
- 평소 불안 장애, 우울증 경향이 있는 편이다. ☐

* 가장 전형적인 미주신경성 실신의 증상 요약이나, 의식 소실 시간이 1시간 이상 길어질 수도 있으며, 간혹 기립경 검사에서 음성 결과를 얻기도 합니다.

뇌전증성 실신 (seizure - 발작)

- 발작은 수 분 이상 지속된다. ☐
- 발작 시 혀를 깨물거나, 실금이 동반된다. ☐
- 발작 시 의식을 잃으며, 신체 강직 모습이 보인다. ☐
- CT, MRI, 뇌파 검사에서 이상 소견을 확인할 수 있으나 심전도 검사는 정상이다. ☐

의식 회복 후 주변 상황 파악이 어렵고 혼란한 상태를 보인다. ☐

심장성 실신

가슴 통증, 압박감, 호흡 곤란을 느끼면서 실신한다. ☐
CT, MRI, 뇌파 검사는 정상이나 심전도 검사에서 이상 소견을 받았다. ☐
평소 서맥 혹은 빈맥 등 부정맥이 있다. ☐
협심증, 심근경색증의 과거력, 가족력이 있다. ☐

[미주신경성 실신의 다양한 양상과 FAQ]

"사람 많은 곳에 못 가요, 대중교통을 이용할 수가 없어요."

사람 많고 복잡한 쇼핑몰이나 백화점에 갔다가 실신 증상이 나타났거나 지하철, 버스를 타고 가다 보면 자주 어지럽고 쓰러질 듯한 느낌이 든다고 호소하는 경우는 상당히 흔한 케이스입니다. 미주신경성 실신이 자주 나타나고 수년간 시달리고 있어서 지하철이나 버스는 아예 타지도 않고 택시만 타고 다니는데 심할 때는 택시를 타도 증상이 나타난다고 호소하시는 환자분도 있었습니다. '사람 많은 곳'은 에너지가 필요한 곳입니다. 복잡한 지하철역에서 내려 복잡한 입구를 지나 여기저기 두리번거리며 다녀야 하고, 알고 보면 걷는 양도 상당한 곳이 쇼핑몰, 백화점입니다. 즐거운 마음으로 놀러 간 곳이겠지만, 우리 몸은 복잡한 소리, 다양한 볼거리, 밝은 빛 자극, 옆 사람과의 대화 등에 에너지를 소모하느라 힘이 듭니다. 아침 출근길, 아침 식사도 거른 채로 시간에 맞춰 바삐 달려나가 타는, 사람이 많아 옆 사람도 신경 쓰면서 내 좁은 공간을 지켜야 하는 지하철이나 버스는 긴장 상태를 계속 유지해야 하는 힘든 공간입니다. 항진된 교감 신경, 이를 받쳐주지 못하는 체력 – 이런 상황이 미주신경성 실신을 촉발합니다. 이런 공간에서 쓰러질 듯한 전구 증상, 혹은 실신을 한두 번 경험하게 되면 또 쓰러질까 하는 불안함이 씌워서 심리적으로도 힘든 곳이 됩니다.

이런 분들은 초반에는 쇼핑, 지하철 등을 피하고 집 가까운 공원을 가볍게 산책하는 정도로만 일상을 유지하면서 치료를 진행해야 합니다. 이후 치료를 통해 건강이 나아진 것을 재차 확인하고, 몸에 대한 자신감이 조금씩 쌓이면 이제 불안감이 해소되기 시작합니다. 남들처럼, 다시 자연스럽게 지하철과 버스를 이용할 수 있게 되면서 되찾는 일상은 그 무엇과도 바꿀 수 없겠죠.

"실신 이후에 컨디션이 계속 안 좋아요. 왜 그럴까요?"

미주신경성 실신이 가벼울 때는 실신하여 5초~1분 이내로 의식을 잃었다가 금방 회복되어, 이후에 정상적인 신체 컨디션을 보입니다. 걸을 수도 있고, 회사도 정상적으로 출근하여 일상 업무를 소화하기에 무리가 없습니다. 그런데 점차 그 정도가 심화되면서 실신 이후 컨디션이 난조를 보입니다. 실신 이후 두통이 지속되기도 하고, 어지럽고 울렁거리는 느낌이 계속 있거나 기운이 없는 상태가 며칠씩 이어지기도 합니다. 실신 이후 정상 컨디션을 회복하는 시간이 점차 더 길어 진다면 건강이 더 안 좋아지고 있는 증거라고 봐야 합니다. 실신 이후 컨디션이 불량한 시간이 점차 더 길어질수록 일상에서 실신 빈도도 늘어나는 편입니다. 이러한 양상을 보이고 있다면 적극적으로 치료를 진행하는 것이 좋습니다.

"실신이 점점 더 잦아집니다."

미주신경성 실신을 겪어본 환자분들도, 1~2년에 1회 가량 실신이 발생한다면 평소 컨디션 관리만 해주면 실신으로 인해 크게 불편함을 겪지 않습니다. 다만, 놀라고 다시 실신이 발생할까 봐 불안한 마음은 있습니다. 그러다가 어느 시점부터는 실신이 잦아지게 되면서 치료를 위해 병원을 찾게 됩니다. 실신의 빈도가 늘어나기 시작했다면 그만큼 신체 전반적인 기능이 많이 떨어졌다는 증거입니다. 점차적으로 가벼운 스트레스, 쇼핑하며 걷기, 지하철로 출퇴근하기, 운동하기 등에도 대응을 하지 못하여 자주 실신으로 이어지기 시작합니다. 실신이 악화되기 시작했다면, 적어도 그 시점 2~3개월 전, 길게는 6개월~1년가량 사이에 정신적으로나 신체적으로 무리할 만한 상황이 이어졌을 가능성이 높습니다. 새로운 직장에 취직하여 긴장된 생활을 시작했다거나, 업무 강도가 강하여 피로도가 많이 쌓였거나, 부서 이동으로 업무가 익숙지 않거나 업무가 마음에 들지 않아 고민이 많고 스트레스가 강한 상황이 지속된 경우가 많습니다. 수험 생활이 시작되었을 수도 있고, 대학생이 되어 등하교 시간이 푸도 1~2시간으로 길어지면서 체력적으로 부담이 증가한 경우도 있습니다. 물론 1~2시간 이상의 긴 출퇴근 시간도 실신의 증가로 이어지기도 합니다. 만약 집에서 학교가, 직장이 너무 멀다면 - 적극적으로 학교 앞으로, 직장 앞으로 이사를 가는 것이 더 현명한 해결책일 수 있습니다. 아니면 학교를 바꾸든가 직장을 관둬야 하는 상황에 직면하게 됩니다. 최근 실신이나 전구 증상의 빈도가 잦아졌다면 적극적으로 치료를 하는 것이 좋습니다. 더불어, 불리한 환경을 개선하는 것이 중요합니다. 그래야 호전도 잘되고, 재발도 안 합니다.

"실신을 하고 의식이 없는 시간이 점차 더 길어져요."

대부분의 미주신경성 실신은 1분 이내, 10초 혹은 순간적으로 의식을 잃은 이후 금방 의식이 되돌아오게 되는데, 건강 상태가 더욱 악화될수록 의식이 되돌아오는 시간이 길어지게 됩니다. 1분 이상, 5분, 15분, 30분이 걸리기도 합니다. 실신하여 가족들이 구급차를 불러 병원 응급실에 도착하여 수액을 맞으면서 의식이 돌아오기도 하고, 심지어는 수액을 맞으며 간단한 답변, 눈맞춤, 팔 동작 등을 하더라도 명확한 의식이 없어 환자 본인은 기억을 못하는 시간이 길어져 제대로 의식이 돌아오기까지 1~2시간이 걸리기도 합니다. 의식이 회복되는 시간이 1분 이상~수십 분으로 길어진다면 미주신경성 실신이 아닌 뇌전증, 기립성 빈맥 증후군 등 다른 진단명일 가능성도 염두에 두긴 해야 합니다. 실신의 빈도가 잦아지고, 의식 소실 시간이 길어진다면, 그만큼 다른 신체 컨디션도 다 같이 저조해져 있는 경우가 많습니다. 그만큼 더욱 쉽게 실신이 유발되고, 이로 인해 일상이 제한되는 편입니다. 의식 회복 시간이 길어지기 시작한다면 병의 악화라고 판단되므로, 가급적 적극적인 치료를 진행하는 것이 좋습니다.

"소파에 앉아만 있어도 실신이 생겨납니다. 이것도 미주신경성 실신인가요?"

미주신경성 실신이 정말 심각해지면 앉아 있기만 해도 실신이 발생합니다. 혹은 앉아서 업무를 하고 있으면 머리가 멍해지고, 어지러운 듯한 느낌이 든다고 호소하기도 합니다. 미주신경성 실신은 대개는 서 있는 자세가 오래 지속되면 자극되는 편인데, 이보다 더 편한 앉아있는 자세에서도 힘들고, 심지어 전구 증상이나 실신이 생겨나는 것은 '미주신경성 실신' 질환의 범주에서는 상당히 안 좋은 수준입니다. 별다른 외출 없이 그냥 집 안을 가볍게 걷다가도 실신이 생겨나는 환자분들도 있었습니다. 어쩌다 한두 번이 아니고 하루에도 여러 번 실신이 발생하는 상황이 지속적으로 이어집니다. 이러한 정도의 환자분들도 한의학 치료로 호전이 가능합니다.

"피를 보거나 주사를 맞을 때 실신이 생겨요. 치료가 가능할까요?"

10~20대 젊은 연령층에서 주로 보이는 상황성 실신입니다. 여성분이 더 많지만 남성분도 있습니다. 내 몸속에 늘 흐르고 있지만 평소에는 볼 수 없는 이 빨간 액체는 두려움의 대상입니다. 혈액에 대한 공포로 인해 순간적으로 긴장이 극에 달하면서 실신이 유발됩니다. 과거에는 상당히 심인적인 원인이라 과연 이런 상황성 실신도 치료가 될까? 하는 생각에 치료를 시도하지 않고 환자분을 돌려보낸 적도 있었지만, 이후 이렇게 피를 보거나, 채혈, 주삿바늘 등에 실신이 유발되는 환자분들이 지속적으로 내원하게 되면서 치료를 시도하였고, 결과는 생각보다 좋았습니다.

공포 영화에서 나오는 피만 봐도 실신하던 남학생은 이제 공포 영화도 실신 없이 볼 수 있게 되고, 치과 치료만 받아도 실신하던 여학생은 이제 채혈이나 간단한 수술도 실신에 대한 두려움이 없이 임할 수 있게 되었던 사례들이 있습니다.

"수액을 맞고 나오다가 쓰러졌습니다. 왜 그런가요?"

앞의 바늘 공포에 의한 실신과 비슷하기도 합니다. 실신이나 실신할 듯한 느낌을 겪고 나면 환자분들은 대부분 응급실에 내원하여 기본적인 검사를 하고 수액을 맞고 나오는 경우가 빈번한데, 안 좋은 컨디션 상태에서 수액 바늘에 대한 두려움으로 누워서도 긴장된 상태를 유지하다가 일어서서 나오면서 실신으로 이어지는 경우가 많습니다.

그러한 바늘 공포가 아니라면 건강 상태가 많이 안 좋아 수액을 맞고 1시간 가까이 쉬는 정도로는 건강 상태를 회복하지 못하여 일어서 걷다가 실신이 유발되기도 합니다. 가끔은 수액의 양이나 수액을 맞는 시간이 과도하게 길어져 수액으로 인한 혈압 차에 의해 증상이 유발될 수도 있습니다. 보통은 수액을 맞으면서 1시간 가까이 쉬면 컨디션이 어느 정도 회복하기 마련인데, 이것으로도 회복이 안 되는 증상이 강한 미주신경성 실신이라고 생각해야 합니다.

"운동을 강하게 할 때에만 실신이 생겨서 운동을 못해요."

현대 의학에서는 같은 미주신경성 실신으로 분류하지만, 한의학적 관점에서는 기존의 실신과는 상당히 다른 원리로 증상이 유발되는 경우입니다. 미주신경성 실신을 치료하다 보면 대략 20명 중 1명꼴 정도로 허증이 아닌 강한 실증, 즉 소양인의 심열(흉부열)이 누적된 상태에서 강한 운동 자극이 들어갈 때에만 실신이 유발되는 케이스입니다.

대부분의 실신이 허증(굴이 약한)을 베이스로 하고 있는데 이런 심열(心熱)성 실신은 체격도 건장하고 운동도 비교적 잘하는 남성분들에게서 많이 보입니다. 체육을 전공하고 있는 20대 학생의 경우도 몇몇 있었고, 20대 초반부터 강한 운동을 할 때에만 실신이 유발되어 운동을 회피하며 지내고 있었던 30대 남성분도 있었습니다. 드물게는 건장한(?) 여성분에서도 발생합니다. 평소 체력에는 자신 있을 법한 40대 후반 여성분의 경우도 등산을 할 때에만 실신이 유발되어 심장열을 풀어내어 실신을 치료하기도 하였습니다. 한의학에서 심중열은 곧 불안, 초조, 심장 두근거림을 동반하는 불안 장애를 유발하기도 하는데, 이런 분들은 특징적으로 심리적으로 힘든 양상이 조금은 있을지언정 두드러지지는 않고, 오직 강한 운동 시에만 실신이 유발되는 모습을 보였습니다.

즉, 절대 쓰러질 것 같지 않을 것 같은 모습, 체격을 갖고 있으면서 평소 운동도 잘하고 체력도 좋은 부류가 실신이 있다면 심장열을 풀어내어 해결합니다. 심장열이란, 흉부의 압이 많아진 상태로 이해할 수 있는데, 이 상황에서 운동이 들어가 심장이 더 강하게 박동하면서 흉부압이 더해져 심장에 압력이 증가하면서 일시적으로 심박동이 느려지면서 실신이 유발되는 것으로 생각됩니다. 평소 높아져 있는 심장열(흉부압)을 풀어내면, 동일한 운동 자극이 들어가도 실신이 유발되지 않는 것을 볼 수 있었습니다. 극심한 스트레스 상황만 아니라면 대체로 치료 결과도 좋은 편입니다.

"숨을 쉬기가 힘듭니다. 공황 장애가 아닐까요?"

미주신경성 실신은 얼핏 공황 발작과도 비슷합니다. 임상에서는 숨을 쉬기 힘들고, 곧 쓰러질 듯하고, 죽을 듯한 느낌이 들었다고 호소하시는 실신 환자분들을 많이 보게 됩니다. 공황 발작도, 미주신경성 실신도 실질적으로 몸의 기질적인 이상이 있지는 않아서 환자분들의 두려움과는 달리 생명에는 이상이 없지만, 환자분들이 느끼는 공포는 매우 강합니다. 또한 실제 불안 장애(공황 발작 포함)와 미주신경성 실신을 모두 갖고 있다고 판단되는 경우가 상당히 많습니다. 앞에서 많이 언급했듯이, 미주신경성 실신은 과긴장 상황, 즉 교감 신경 항진 상태에서 흔하게 촉발됩니다. 기저에 불안 장애가 깔려 있다면 몸이 긴장 상태에 흔히 노출되는 조건을 갖게 되어, 미주신경성 실신이 유발될 기회가 많아진다고 생각됩니다. 한의학적으로는 한열(寒熱)이 동시에 존재하는 몸 상태가 되어, 흉부 쪽으로는 심장열이 과열되어 답답하고 숨쉬기 힘든 증상을 유발하고, 전신적으로는 기력이 약화되어 수족냉증이 있는 등 한증(寒症)을 보입니다. 당연히 순수하게 열증, 혹은 한증만 보이는 환자분들보다 치료가 복잡하고 어려워집니다. 한열 증상 중에 어느 쪽이 더 우세한지, 어느 쪽을 먼저 해결해야 호전의 초석이 마련될지를 노련하게 판단하여 치료에 들어가야 합니다. 한의원에 내원하시는 분들은 생각보다 이 병원 저 병원을 전전하다 수년이 지나 오시는 분들이 많아 이렇게 한열이 혼재되어 있는 케이스가 생각보다 많습니다. 저한테는 어려운 환자지만, 또 현실적으로 많이 만나게 되고, 완치를 위해서 심혈을 기울여야 하는 환자군입니다.

이러한 환자군은 한약으로 '불안 장애'와 '미주신경성 실신'을 순차적으로 치료해야 합니다. 환자와 의사의 협조가 잘 이루어진다면, 완치까지 치료가 잘 진행됩니다. 그러나 통상적으로 불안 장애를 갖고 계신 분들의 특성상, 조급하고 불안한 마음에 치료 과정을 기다려주지 못하고 힘들어하는 모습을 보이기도 합니다. 그래도 한두 달이면 많은 증상들이 호전되고 편해지기 마련인데, 불안한 환자분들께는 이 1~2달이 1~2년처럼 느껴지는 것 같습니다. 불안 장애를 겸하고 있다고 생각된다면, 치료를 위해 진료를 맡은 의사를 믿고 그 과정을 기다려주는 환자분의 신뢰와 의지가 반드시 필요합니다.

[생활의 교정]

 실신을 겪고 내원하시게 되는 환자분들을 많이 만나다 보면 그분들이 갖고 있는 공통적인 원인과 상황들이 보이게 됩니다. 실신 이벤트가 처음 생겨나기 수개월 정도 전부터 몸과 마음이 힘들 만한 상황을 지속적으로 겪고 있는 편입니다. 과연 이 '힘들 만한 상황'은 얼마나 힘든 상황일까요? 많은 환자분들께 들은 여러 가지 구체적인 예를 들어 설명해 드리겠습니다.

편도 1~2시간 걸리는 출퇴근, 등하교

 30대 남성분이 실신 증상으로 내원하셨었습니다. 이분은 일산에서 잠실까지 출퇴근을 하고 계셨어요. 지하철을 이용하신다고 하니 대략 편도 1시간 30분가량 시간이 걸립니다. 출퇴근 시간이니 서서 가는 구간이 많겠죠. 매일 하루 3시간씩 지하철을 타고 이동하는 것은 꽤나 힘든 과정입니다. 더욱이 업무 강도도 중등도 이상이라면 이러한 상황이 수개월씩 지속되면서 미주신경성 실신으로 이어질 수 있습니다. 물론 모두가 그렇지는 않습니다. 하지만 기본적인 건강과 체력이 안 좋으신 분들은 유의해야 합니다.

평소 체력이 좋았던 20대 대학생도 편도 2시간 이상의 등하교길, 전공 과목에서 해야 하는 밤샘 작업 등이 지속되면서 지하철에서, 등하교 좌석 버스 안에서 실신을 겪게 되기도 했습니다. 이 여학생을 치료하면서, 학교 앞으로 이사 가기를 권유해 드렸습니다.

밤낮이 바뀐 생활

한의학에서는 양의 기운이 있는 낮에는 활동을 하고, 음의 기운이 있는 밤에는 잠을 자야 건강을 유지할 수 있다고 설명하고 있습니다. 단순히 하루 7~8시간 잠을 아무 때나 - 자서는 건강할 수 없다는 것인데요, 이는 현대의 수면 의학에서도 밝혀져 있습니다. 우리 인간종(호모 사피엔스)은 주행성 동물로, 낮 동안 활동하고 밤 동안 잠을 자게 되어있습니다. 잠을 자야 할 때가 되면 몸의 중심 체온이 낮아지고 잠든 지 약 2시간 후에 체온이 최저점에 이르게 됩니다. 반대로 아침에 깨어나 낮에는 체온이 가장 높은 상태가 되면서 각성 상태도 정점에 이릅니다. 그런데 재미있는 점은, (수면 전문가 매슈 워커의 설명에 의하면) 우리가 밤 시간에 자지 않고 깨어 있어도 밤 동안에 체온이 떨어지고 낮 시간대에는 잠을 자고 있어도 체온이 오르는 동일한 양상을 보인다는 것입니다. 체온 변화 자체는 우리가 깨어 있든 잠을 자든 상관없이 24시간 주기로 오르내리는 것이라고 설명합니다. 이러한 몸의 변화 리듬에 맞추어 밤에는 잠을 자고, 낮에는 각성하여 활동을 하는 것이 당연히 건강 리듬을 거스르지 않는 것입니다.

직업적 특성상 교대 근무를 하면서 밤에 일하고, 아침, 낮에 잠을 자야 하는 분들의 경우, 한약 치료로 건강을 회복시키는 것이 좀 더 어렵고 느리게 호전되는 경향이 있었습니다. 3교대 근무 형태로 일정한 시간대에 수면을 취하지 못하고 계속 수면 패턴이 바뀌어야 하는 경우도 건강이 좋지 못합니다. 직업으로 인해 어쩔 수 없는 경우가 아니라면, 밤늦은 새벽 시간대에 잠 들어서 해가 중천에 뜬 11~12시에 일어나는 생활은 반드시 고쳐야 합니다. 가족들과 달라진 수면 패턴으로 인해 아침 식사를 거르고 첫 끼니로 점심 식사를 하고, 두 번째 끼니로 저녁 식사를 하고 새벽녘에는 별다른 음식 없이 공복 시간을 갖거나 군것질을 하는 등으로 식사 패턴까지 같이 불량해지는 경우가 많습니다. 꼭 꼭 꼭! 본인의 수면 패턴이 이렇다면 꼭 스스로 교정하시고, 자녀가 이렇게 생활하고 있다면 반드시 끝까지 설득하여 생활 습관을 수정해주세요~

불면증

　제가 모든 만성 질환을 치료하면서 가장 중요하게 생각하는 것이 수면입니다. 《우리는 왜 잠을 자야 할까》의 저자인 수면 전문가 매슈 워커도 "잠은 식단 및 운동과 함께 건강의 3대 기둥이다. 아니, 잠이라는 토대를 흔들면, 식사와 운동에 아무리 신경을 쓴다 해도 그 효과는 떨어진다."라고 역설했습니다. 저도 임상을 하면서 늘, 건강한 수면이 뒷받침되어야만 만성 질환에서 회복될 수 있다고 느낍니다. 그래서 만성 난치성 질환 환자분들을 치료할 때 가장 기본적으로 잠을 체크하고, 수면이 불량할 경우 수면의 질이 높아질 수 있도록 치료약을 구성합니다. 또한 불량한 생활 습관으로 인해 수면 패턴이 무너져 있을 경우 그 중요성을 강조하여 변화할 수 있도록 유도하는 것도 치료의 첫 단추입니다. 수면이 바로 서야 비로소 만성 피로에서 벗어나고 몸이 가벼워지면서 몸의 순환 기능, 면역 기능이 살아나기 시작합니다.

　미주신경성 실신을 겪고 내원하시는 많은 환자분들도 불량한 수면 패턴을 갖고 있는 경우가 상당히 많습니다. 구체적으로는 잠들 때까지 시간이 오래 걸리는 입면 장애, 자다가 중간에 몇 번씩 깨어나는 수면 유지 장애가 있습니다. 환자분들에게 잠을 잘 자는지 물어보면, 잠은 그냥 잘 자는 편이라고 답하면서 잠들 때까지 30분~1시간가량 걸리고, 자다가 한두 번씩은 깨어난다고 합니다. 이정도의 수면에서 대부분의 환차분들은 수면의 질이 좀 낮은 편이다, 잠귀가 밝은 편이다, 얕은 잠을 잔다 - 정도로 인식하고 이를 별다르게 문제라고 인식하지 않는 편입니다. 그렇지만 이는 분명히 개선해야할 불량한 수면입니다. 수면의 질이 낮으면 대체로 아침에 피로도가 강하고, 아침에 기립성 현훈(일어날 때 어지러운 증상)도 유발되기 마련입니다. 불량한 수면의 질을 호전시키는 것은 미주신경성 실신 치료의 첫걸음이 됩니다.

잠들 때까지 30분 이상 시간이 소요되고(잠들기 힘들고), 자는 동안 1~2번 이상 깨어난다면 불량한 수면이라고 판단하고 수면 환경을 개선하고, 카페인 음료(커피, 녹차, 홍차, 콜라 등)를 자제하는 등의 노력이 필요합니다. 조금이라도 수면이 예민한 편이라면, 커피(그 외 모든 카페인 음료)는 **반드시 아침에만 1잔 정도를 음용하고 이후에는 마시지 말아야 합니다.** 혹시라도 오후에 커피를 마셔야 할 일이 있다면 반드시 디카페인을 이용하세요~ 습관적으로 매일 아침, 점심으로 먹고 있는 커피가 수면의 질을 매우 떨어뜨립니다.

수면을 방해하는 요인은 정말 다양하게 있습니다만, 그중에서도 가장 큰 방해 요인은 커피였습니다. 십수 년의 임상 기간 동안 환자분들께 커피 줄이라는 말도 참 많이 했습니다. 미주신경성 실신 환자분 중에는 커피를 하루에 10잔씩 마시고 있는 간호사분도 있었는데 힘든 공부와 병원 업무를 버티기 위함이었지만 몸은 엉망이었습니다. 그분은 커피를 줄이는 것이 치료의 첫걸음이었습니다.

소어 핸슨의 《씨앗의 승리》에 의하면 커피나 카카오, 콜라의 나무 열매 속에 들어 있는 카페인은 그 식물에게 달려드는 해충을 죽이는 천연 살충제 역할을 하고, 다른 경쟁 식물의 성장을 방해하는 역할을 한다고 합니다. 식물도 진화를 통해서 자체적으로 생존율을 높이기 위해 갖게 된 성분입니다. 그리고 뜻밖에도 커피나무 꽃의 꿀에서도 카페인이 검출되는데, 이는 벌꿀에게 약간의 중독성을 유발하여 계속 꽃을 찾아오도록 유도하는 역할을 하기 때문이라고 합니다. 우리가 커피를 잊지 못하고 매일 마시고 있는 것은 이러한 중독성 때문일 수도 있겠죠.

이러한 카페인이 사람의 뇌에서는 '아데노신'을 방해하는 역할을 합니다. 아데노신은 깨어 있는 시간이 길어질수록 뇌에 많이 쌓이면서 수면 압력을 높여 깨어난 지 12시간~16시간이 되면 자고 싶은 욕구를 유발하는 신경 전달 물질인데, 카페인이 이 아데노신 대신 아데노신 수용체에 결합하면서 피로감을 느끼지 못하게 하는 역할을 합니다. 즉 카페인이 기운을 나게 하여 잠을 쫓는 역할을 하는 것이 아닌, 피로한 몸 상태를 뇌가 인지하지 못 하게 하는 역할을 하는 것이죠.

문제는 카페인이 우리 몸에 들어와서 대사되어 그 양이 절반으로 줄어드는 데 걸리는 시간(반감기)이 5~7시간이라는 것입니다. 최소 15시간 정도가 지나야 복용했던 카페인이 1/8 수준으로 줄어든다는 얘기인데, 이에 의하면 아침에 마신 커피 한 잔 분량의 카페인이 취침시간 직전 즈음 되어야 비로소 1/8 수준으로 떨어진다는 것이고, 혹시 오후 2시쯤 커피를 추가로 마셨다면 잠을 자야 하는 밤 11~12시에 1/4 + 1/8 = 3/8 정도의 카페인이 몸속에 남아 수면을 방해하는 역할을 한다는 것입니다. 실제로 저도 한번 해보았습니다. 저는 늘 커피를 아침, 점심 식사 후에 마시고 있었는데, 어느 날 마음을 굳게 먹고 사랑하는 커피를 몽땅 끊어봤습니다. 그랬더니 밤 9시 정도가 되자 몸이 천근만근이 됩니다. '내 팔다리가 원래 이렇게 무거웠던가?' 하는 충격이 옵니다. '아, 여태까지 카페인빨로 살고 있었구나, 내 체력은 고작 이 정도에 바닥나는 몸이었구나.' 카페인의 효과가 무섭도록 체감되는 시기였습니다. 얕은 잠에 시달리고 있다면, 커피(카페인 음료, 초콜릿 등)를 적극적으로 끊어주세요~!

카페인의 영향 없이도 입면 장애와 수면 유지장애를 겪고 있다면, 한약 치료를 통해 효과적으로 불면증을 개선할 수 있습니다. (단, 수면제(양약)을 이미 오랜 기간 복용하고 있다면 치료가 어려울 수 있습니다.)

◦ 매슈 워커, 《우리는 왜 잠을 자야 할까》 내용 일부

불규칙하고 질 나쁜 식생활

정말 건강이 안 좋아서 내원하는 환자분들 중에는 규칙적인 생활 자체가 안 되어 있는 분들이 많습니다. 규칙적으로 자고, 규칙적으로 먹는 것은 정말 가장 기본적이면서도 가장 중요한 부분인데, 의외로 그 중요성을 간과하고 배가 고프면 먹고, 아니면 말고, 가끔 폭식하거나 야식을 먹는 등의 생활을 하고 있습니다. 가족과 떨어져 혼자 자취를 하고 있는 20대인 경우가 많지만, 이런 젊은 나이가 아니더라도 혼자 생활하는 분들은 식사를 소홀히 하기가 쉬운데요, 건강이 안 좋고, 병원을 찾아야하는 몸 상태라면 반드시 이 부분부터 개선해야 합니다.

독일의 생화학자 로버트 쇤하이머(1898~1941)는 쥐에게 중질소가 함유된 아미노산 사료를 먹여 소변으로 얼마나 배출되는지 확인하는 실험을 하였습니다. 이미 성체가 된 쥐이므로, 흡수된 단백질은 에너지원으로 사용되고 대부분 대소변으로 배설될 거라고 예상했었죠. 그러나 놀랍게도 3일간 투여한 중질소 아미노산의 27.4%가 소변으로 배출되고, 대변으로는 겨우 2.2%만이 배출되었습니다. 조사해보니 투여된 중질소 아미노산의 56.5%가량은 몸을 구성하는 단백질 속에 흡수되어 있었습니다. 이때 쥐의 몸무게는 사료 섭취 전과 동일했습니다. 즉, 3일 정도만 지나도 우리가 먹는 음식의 50%에 의해 우리 몸의 구성이 새롭게 대체된다는 뜻입니다.

이 내용을 자신의 책 《생물과 무생물 사이》에서 소개한 일본의 후쿠오카 신이치는 "반년 혹은 1년 정도만 지나도 우리는 분자 차원에서는 완전히 다른 사람이 되어 있는 것"이라고 부연 설명합니다. 마치 지금 내가 발을 담그고 있는 이 강은 어제나 오늘이나 동일해 보이지만 그 물은 대 순간 달라지고 있다는 것과 같은 개념입니다.

또한 후쿠오카 신이치는 "언뜻 보면, 우리 몸의 피부, 손톱, 머리카락 등만 계속 새롭게 자라나 탈락되고, 뼈나 장기 등은 고정적일 것 같지만, 실은 치아조차 끊임없이 분해되고 합성되는 것이 반복되고 있다"고 설명합니다. 우리 몸은 당장 오늘 내일 우리가 먹는 음식에 의해 그 구성이 빠르게 계속 대체되고 있다는 것인데 이는 좀 생각해보면, **당장 내 입으로 들어가는 음식이 곧바로 내가 되는 것이고, 그 음식이 양질의 음식인지, 영양소가 고르게 포함된 음식인지에 따라 바로바로 며칠 내로 내 몸이 달라진다는 얘기와 같습니다.** 질 나쁜 음식을 먹으면, 우리 몸은 빠르게 질 나쁜 분자, 원자, 세포로 구성될 것입니다. 이런 생각까지 이어지게 되면, 매일 일상적으로 먹는 음식을 절대 소홀히 할 수가 없습니다.

자, 생각해보세요 - 당신 앞에 놓인 그 라면이 곧 당신이 됩니다.
여태까지 자동차를 굴러가게 할 휘발유를 채우는 것마냥, 음식을 내 몸에 들어가서 쓰이고 찌꺼기로 곧 배출되는 일종의 에너지원으로 생각했다면 내 앞에 놓인 그 라면을 '나'와 동일시할 필요가 없었습니다. 그러나 이제는 좀 생각을 바꿔야 합니다. 내 식탁 앞에 놓은 그 음식이 곧 '나'가 됩니다. 충격적이죠? 생각의 전환이 필요하겠습니다. 질 좋은 음식으로, 규칙적으로 먹어야겠습니다.

이는 제가 치료하는 이 어지러움, 실신 치료에 있어서도 가장 기본적이며 중요한 부분입니다. 전반적인 건강의 회복이, 곧 어지러움, 실신의 치료이기 때문입니다

정신적 압박이 강한 일

IT개발 쪽에서 일하는 30대 남성분의 치료를 했던 적이 있었습니다. 잘은 모르지만, IT쪽 업무가 작업 기한도 정해져 있고, 그로 인해 업무 강도도 강한 경우가 많은 것 같습니다. 미주신경성 실신뿐만 아니라, 여러 가지 정신적 압박(열)이 누적되었을 때 나타나는 증상인 피부 증상(가려움, 두드러기, 피부 염증성 질환 등)을 보이며 내원하시는 분들도 많았던 것 같네요. 이 환자분 또한, 기본적으로 업무의 강도가 강하고, 곧잘 집에서 밤샘 업무도 하고, 마감 기한이 있어 정신적 압박도 강합니다. 가장 기억에 남았던 것은, 뒷머리가 밑으로 당겨지듯 빨려 내려가는 듯한 증상이 몇 분 단위로 수시 발생한다고 표현하셨던

증상입니다. 미주신경성 실신 환자분들 중에 좀 증상이 심하신 분들은 "머리에서 피가 빠져나가는 것 같다"라는 표현을 가장 많이 하시는 편입니다. 이와 비슷한 느낌인데 좀 더 강하게 - 머리가 밑으로 당겨지듯이, 빨려 내려간다 - 고 표현하셨습니다. 이런 증상이 몇 분 단위로 수시로 있다고 하니 그 심각한 정도가 가늠이 되실 것 같습니다. 늘 꿈 많은 얕은 수면에, 두통도 항상 "달고 산다"고 표현하고, 피로하면 이명도 종종 생겨난 지 수년이 되었습니다. 태음인 체질로 감별되어 치료를 시작한 지 약 2주 만에 머리가 빨려 내려가는 듯한 어지러움이 70~80% 정도 개선될 정도로 초반 치료 속도가 빨랐습니다. 그런데 여기서 특징적이었던 것은 풀어내는 기능 없이 보강하는 처방으로만 구성하니 '두개압'이 느껴진다는 반응을 보이셨습니다. 정신적인 압박은 한의학 개념인 '열'을 형성하여 환자분이 주관적으로 '답답함, 압, 더움, 열감' 등을 호소하는 증상을 유발합니다. 이분의 경우 담열(膽熱)을 가볍게 풀어내면서 기력을 보강하는 처방을 적용하여 두개압을 해소하였고, 태음인의 불안 해소에 효과적인 이제마의 공진흑원단을 활용하여 불안, 불면 등의 양상을 해소하였던 케이스였습니다.

어떤 목적을 성취하기 위하여 스스로를 압박하거나, 스트레스가 강한 상황은 한의학적 개념의 '심장열, 심포열, 간 열, 담 열' 등을 형성하여 불안, 공황, 숨 쉬기 답답함, 역류성 식도염, 두통, 각종 피부염 등 다양한 증상을 유발하고 몸의 정상적인 균형을 깨뜨려 건강을 악화시키게 됩니다. 인생에 스트레스가 없을 수는 없지만, 그 스트레스를 잘 다루고 조절하되 스스로를 강하게 단도리하고, 압박하는 성향, 습관이 있다면 후천적 연습을 통해 이완과 휴식을 잘 배합하는 것이 중요하겠습니다.

수험 생활

고3 학생의 미주신경성 실신은 매우 자주 보는 사례입니다. 고3 수험생뿐만 아니라 20대, 30대에 겪게 되는 각종 취업 시험, 자격시험 등도 마찬가지입니다.

위 내용과 같이 강한 정신적 압박은 교감 신경계를 만성적으로 자극하게 되고, 이는 쉽게 미주신경성 실신이 유발될 수 있는 조건이 됩니다. 당연히 체력적으로 피로가 많이 누적되어 있구요.

과도한 음주

술을 많이 마시는 자리에서, 음주 후 새벽에 화장실에 가다가, 음주 후 다음 날 출근하다가 미주신경성 실신을 겪는 경우가 많습니다. 음주를 즐겨서 매우 자주 먹는 분들도 있지만, 어쩌다 한 번 과음을 해도 유발되는 경우도 있습니다.

음주가 실신을 유발하는 경우도 한의학에서는 크게 두 가지 원인으로 나눌 수 있습니다. 술은 한의학적으로 '열'을 가진 음식이므로 평소 열이 많이 누적되어 있는 상태에서 음주로 인해 열이 더 찼을 경우 실신감이 유발되므로 열을 풀어내어 치료하는 케이스도 있고, 평소 대장 등 소화 기능이 약한데 음주와 더불어 과식으로 인해 대장이 자극되어 복통, 설사를 겪다가 실신으로 이어지는 케이스도 있습니다. 당연히, 음주하는 도중에 화장실에 갔다가 실신하여 화장실 바닥에서 의식을 되찾아 매우 당황하는 사례도 많습니다. 술은 그날그날의 정신적 스트레스를 해소해주는 훌륭한(?) 친구이기도 하지만, 절대 자주 보고 많이 보는 절친이 되어서는 안 되겠습니다. 요즘 같은 100세 시대에 노년의 삶의 질을 담보로 현재의 삶을 불사르지 마세요~ "그렇게 술 안 마시고, 담배 안 피우고 재미없게 오래 살아 뭐 할래?!" 하는 사람이 주변에 있다면 멀리하세요~ 그분은 70대 전후로 전두엽 기능이 저하되는 알코올성 치매가 생겨 기존의 인격을 상실한 채 삶을 살고 계실 확률이 높으니까요.

[비슷해 보이지만 다른 질환]

뇌전증(간질)

　뇌전증은 과거에는 간질이라 불렸으나, 최근에는 뇌가 흔들린다 는 의미의 뇌전증으로 병명이 바뀌었습니다. 뇌전증은 미주신경성 실신과는 달리 병의 실질적인 유발 부위가 뇌입니다. 대뇌 겉질의 신경 세포들이 갑작스럽고 무질서하게 과흥분함으로써 생기는 뇌파에 의해 실신을 포함한 신체 증상이 유발됩니다. 뇌전증 발작(실신 양상)을 경험하고 병원을 방문하고 검사를 진행하여, MRI, CT 등에서 별다른 병소를 확인하기 힘들거나, 뇌파 검사 당시에 정상파를 보이면 제대로 된 뇌전증 진단을 받지 못하는 경우가 가끔 있습니다. 미주신경성 실신과 뇌전증으로 인한 실신의 양상이 달라 감별이 가능한 편이지만, 실신 현장에 있던 보호자는 이를 구분하지 못할 수 있고, 뇌전증을 특징짓는 뇌파가 검사를 진행하는 순간에는 검출되지 않아 결과가 정상으로 나올 수 있기 때문입니다. 그러다 보니 검진을 받은 병원에서는 별다른 치료 등을 받지 못한 채, 환자와 보호자분이 증상이 가장 유사해 보이는 미주신경성 실신을 추정하여 제 한의원에 내원하시는 경우가 가끔 있습니다. 제가 치료를 진행하는 미주신경성 실신 환자분들 중에는 기립경 검사 등에서는 음성을 보이면서도 치료를 진행하였을 때 잘 호전되는 경우가 많으므로, 문진을 통해 치료를 진행하게 되는 경우가 있었습니다. 미주신경성 실신을 치료할 때와 마찬가지로 치료 초반에는 실신의 발생 빈도를 낮추고 신체 전반적인 컨디션을 향상시키는 것을 목표로 치료를 진행하면, 건강 기능이 호전되면서 증상의 발현 빈도가 줄어들고, 약해지는 것을 볼 수 있었습니다. 그러나 성인 뇌전증의 경우 증상의 완전한 호전을 목표로 하기는 다소 어렵다고 생각됩니다. 증상의 개선을 위한 한방 치료를 진행하는 것은 가능합니다.

자발성 두개내 저압증
(spontaneous intracranial hypotension)

두개내 저압증은 뇌척수액의 감소로 인해 머리 내부의 압력이 감소하면서 두통이 유발되는 양상을 말합니다. 자발성 두개내 저압증의 경우 별다른 원인이나 사건 없이 자발적으로 뇌척수액이 감소되는데, 뇌척수액이 누출되는 부위를 찾아 경막외자가혈액봉합술 (epidural blood patch) 시술을 하여 경과가 좋은 것으로 알려져 있습니다.

몇 년 전 어느 날 20대 후반 여성 환자분이 제 한의원에 내원하였습니다. 이분은 출산 이후 일어서자마자 머리가 끌어내려지는 느낌과 두통이 강하게 생겨나, 두개내 저압증 진단을 받고 척수액 누출 의심 부위에 패치 시술을 10회가량 하였으나 호전은 거의 없었다는 과거력을 가지고 있었습니다. 당시에 이 두개내 저압증을 치료하기 위해 다른 한의원에서 3달가량 한약을 복용하고 어느 정도 회복되었다그 합니다. (패치 시술이 효과가 없었던 것으로 보아 아마도 뇌척수액의 누출이 원인이라기보다는 뇌척수액의 생성량이 적어 두개 내압이 낮아졌을 것으로 생각됩니다. 그러므로 한약을 통해 대사 기능이 회복되면서 두개 내압 저하 증상도 회복될 수 있었을 것 같습니다.)

제 한의원에 처음 내원했던 때에는 척수압 측정값이 정상 범위로 나왔습니다. 그러나 출산 직후 두개 내압 증후군을 진단받던 당시 매일 있던 강한 두통은 많이 줄어들어 있었으나, **아직도 약한 두통이 매일 있는 상태**라고 설명합니다. 머리 전체가 조이는 느낌, 무거운 느낌이며, 고개를 돌릴 때마다 어지럽고, 뇌가 울리는 듯하며, 뒷목과 어깨가 항상 뻣뻣하다고 호소합니다. 잘 때는 괜찮고, 활동하면 유발되며, 외출하면 심해집니다. 또한 심장이 두근거리고, 심장이 땅으로 꺼지는 느낌이 들면서, 가슴이 답답하고, 가슴 통증이 동반되면서, 숨이 잘 안 쉬어진다고 설명합니다. 혈액이 밑으로 쏠리는 느낌이 난다는 표현도

덧붙입니다. 3차 병원에서 기립경 검사 등을 실시하여 기립성 저혈압 진단도 받았기 때문에, 이 증상을 치료하기 위해 제 한의원에 오셨습니다.

이분의 질환을 정리하자면, 두개내 저압증을 과거에 앓았고 양방적 처치로 호전되지 않았으며, 한약 치료를 통해 어느 정도 회복되어, 현재까지도 비슷한 범주의 증상을 가지고 있는- 환자분이라고 해야겠습니다. 그럼에도 위와 같은 증상들이 늘 빈발하니 일상생활이 힘든 상태였으며, 저와 함께 몇 달간의 치료를 통해 두통, 어지러움, 심장 두근거림과 답답함 등의 증상이 개선되는 경과를 보이셨습니다. 컨디션이 좋아지면서 힘들던 일상생활이 다시 가능해졌습니다. 다만 불안이나 우울 양상이 간헐적으로 반복되어 증상의 완전한 호전을 얘기하기는 어려웠습니다.

개인적으로는 두개내 저압증의 경우 우선적으로 양방적 처치를 받는 것이 효율적이라고 생각됩니다. 간혹 양방적 처치로도 회복이 안 되고 계속 힘든 증상이 이어진다면 한방 치료를 시도하여 회복될 가능성도 있다고 보여집니다.

에필
로그

지푸라기

　치료를 다 마치고 나면 환자분들께 손 글씨로 치료 후기 한 장을 써 달라고 부탁드립니다. 환자분들께는 정말 귀찮은 일이죠. 이 부탁들이, 10년 전에도 힘들었는데, 지금은 좀 더 힘들어진 것 같습니다. 저마저도 종이 차트를 모두 전자 차트화 하면서 손 글씨를 쓸 일이 거의 없어져 가끔 손으로 무언가를 적어야 하면 손이 그리 편치 않으니까요. 그리고 한 장을 손 글씨로 채우는 데에는 생각보다 시간이 걸립니다. 10분이면 쓸 것 같지만 실제 열심히 쓰면 거의 30분이 걸리기도 합니다.

　정성 들여 써주신 손 글씨 후기를 받아들 때면, 난 초등학교 때 학교에서 주는 상장을 받은 느낌이 됩니다. 많이 기쁘고, 자랑스럽습니다. 정성스레 빽빽이 잘 써준 후기를 받아들 때면, 동기들이 있는 카톡 창이나, 남편에게 자랑하기도 합니다. "나 이런 것도 받았다~!"

그런데 이 후기 글들에 유난히 자주 보이는 단어가 있습니다.

지.푸.라.기.

"지푸라기라도 잡는 심정으로" 제 한의원을 찾았다고들 합니다. 내 한의원이, 한의학이 지푸라기입니다. 잡아봐야. 물에 빠진 나를 구해줄 리 없겠지만 그냥 물에 가라앉을 수는 없으니 그거라도 잡아보는 - 그런 의미의 지푸라기. 환자분들은 지푸라기라 생각하고, 돈 버린다 생각하고 그냥 잡아봤지만, 실은 나를 구해줄 튼튼한 통나무, 혹은 뗏목, 배였구나 안도하는 - 그런 심정으로 후기를 쓰게 되나 봅니다. 한의학은 실은 알고 보면 튼튼한 뗏목, 훌륭한 배인데 왜 지푸라기 정도로만 인식되어 있는 건지 씁쓸할 때가 많습니다. 한의학의 장점이 좀 더 잘 알려져서 한국 의료 시스템 안에서 활용도가 높아지고, 전반적인 건강에 도움이 되면 좋겠습니다.

개인으로서 할 수 있는 것은 확실히 한계가 있지만, 현실 안에서 할 수 있는 최선을 다하는 수브에 없겠죠. 이 책도 그렇게 '최선을 다하는' 방법 중의 하나입니다.